牙科缝合的艺术
THE ART OF DENTAL SUTURING
临床操作指南
A CLINICAL GUIDE

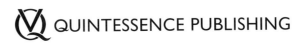

QUINTESSENCE PUBLISHING

Berlin | Chicago | Tokyo
Barcelona | London | Milan | Mexico City | Moscow | Paris | Prague | Seoul | Warsaw
Beijing | Istanbul | Sao Paulo | Zagreb

# 牙科缝合的艺术
# THE ART OF DENTAL SUTURING
## 临床操作指南
## A CLINICAL GUIDE

（土）布拉克·圣安卡亚
（A. Burak Çankaya）
（土）科尔库德·德米雷尔
（Korkud Demirel）

编著

陈 钢 主审

李 军 赵 阳 主译

北方联合出版传媒（集团）股份有限公司
辽宁科学技术出版社
沈 阳

**图文编辑**

杨 帆 刘 娜 张 浩 刘玉卿 肖 艳 刘 菲 康 鹤 王静雅 纪凤薇 杨 洋

**图书在版编目（CIP）数据**

牙科缝合的艺术临床操作指南 /（土）布拉克·圣安卡亚
（A.Burak Çankaya），（土）科尔库德·德米雷尔（Korkud
Demirel）编著；李军，赵阳主译. —沈阳：辽宁科学技术出版
社，2022.4（2023.6重印）
　　ISBN 978-7-5591-2406-7

　　Ⅰ.①牙…　Ⅱ.①布…　②科…　③李…　④赵…　Ⅲ.①口
腔外科手术—缝合术—指南　Ⅳ.①R782.05-62

中国版本图书馆CIP数据核字（2022）第015053号

出版发行：辽宁科学技术出版社
　　　　　（地址：沈阳市和平区十一纬路25号　邮编：110003）
印 刷 者：凸版艺彩（东莞）印刷有限公司
经 销 者：各地新华书店
幅面尺寸：210mm×285mm
印　　张：7.25
插　　页：4
字　　数：150千字
出版时间：2022年4月第1版
印刷时间：2023年6月第2次印刷
策划编辑：陈　刚
责任编辑：殷　欣　苏　阳　金　烁　杨晓宇
封面设计：袁　舒
版式设计：袁　舒
责任校对：李　霞

书　　号：ISBN 978-7-5591-2406-7
定　　价：168.00 元

投稿热线：024-23280336
邮购热线：024-23280336
E-mail:cyclonechen@126.com
http://www.lnkj.com.cn

在阿塔图尔克铺平的道路上，朝着设定的目标前行。

# 中文版序　FOREWORD

　　缝合是外科的基本技能，也是牙科手术中最重要的阶段之一。缝合技术决定了牙科手术的风格和质量，也反映了术者对牙科手术的理解、天赋和品位。

　　有幸先翻阅了本书译文的电子版，书中内容翔实、全面，涵盖了手术伤口的愈合、各种缝合材料和器械以及多种缝合技术和适应证，图文并茂，实用性很强。希望国内口腔界的同行们，特别是种植医生，都能够掌握好缝合这项基本功，以应用到临床工作中，并有所改良和创新。

　　考虑到缝合技术对外科手术成功的重大作用，我特别认可原作者的观点：缝合应被视为一种值得赞赏和推崇的艺术。翻译这本著作是一个非常正确的选择，也是一项非常有价值和有意义的工作。两位译者李军医生和赵阳医生，都是个性鲜明、勤奋进取、非常优秀的青年口腔种植医生。感谢朝气蓬勃的新生代医生的辛勤工作，相信本书中文译作的出版，一定能为国内口腔种植水平的发展和提高起到积极的推动作用。

主任医师，教授

广州莲之花口腔创始人

2022年1月

# 致谢　ACKNOWLEDGMENT

编写本书的开始可以追溯到2017年10月。虽然刚开始时热情饱满，但没过多久我们就明白了，把所知道的知识写在书上并不容易转化为在临床中的应用。于是，我们找到了Ferhat Çevik，来帮助我们更好地呈现本书的内容。他是一位积极向上、思想开放的数码插画家。由于他住在另一个城市，我们从未谋面，但通过电子邮件交流非常顺利，这使得本书中的插图得以精美展示。

毫无疑问，仅靠插画是不够的，书里还必须包含用于缝合的器械。在这方面，来自Hu-Friedy的Giana Spasic一如既往地提供了慷慨支持，在尽可能短的时间内，为我们提供了所有必要的工具。

接下来我们（两位来自不同外科学科的作者）试图解决器械摄影的问题，并相信我们所想所做的是正确的。在已有的所有摄影器械之外，我们还购买了一个摄影灯箱，用于器械拍照。然而，我们很快意识到，拍摄产品照片与拍摄生活照片完全不同。花了8天时间（均在星期六），在得到一堆质量不太理想的照片后，才意识到这不是我们的强项，我们需要专业人士的帮助。来自Kandemir Photography的Ahmet Koçak前来援助，并为我们提供了全力支持。

我们要感谢Quintessence Türkiye的执行主编Ertuğrul Çetinkaya博士；并感谢语言编辑Avril du Plessis，感谢她对稿件出色地编辑。

我们要向所有这些受人尊敬和开明的人表示感谢，他们的支持对本书的完成至关重要。同为编著者，我们还要特别感谢彼此，不仅完成了本书，而且在编写过程中度过了愉快的时光，并成为了好朋友。

A. Burak Çankaya　Korkud Demirel

2021年1月

# 编著简介　ABOUT THE AUTHORS

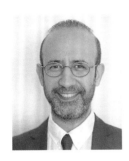

A. Burak Çankaya，DDS，伊斯坦布尔大学牙学院口腔颌面外科系教授。1995年，毕业于Kadıköy Anatolian高中；2000年，毕业于伊斯坦布尔大学牙学院。2006年和2007年，于Klinikum Osnabrück GmbH-Klinik für Mund-、Kiefer-、Gesichts-chirurgie担任客座讲师。2007年，获得博士学位，并于2021年成为教授。专业领域包括阻生牙拔除、创伤牙科学、牙种植和骨再生。土耳其口腔颌面外科学会的成员。

联系方式：cankaya@istanbul.edu.tr

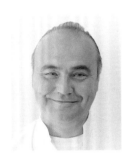

Korkud Demirel，DDS，伊斯坦布尔肯特大学牙学院牙周系教授。1980年，毕业于Tarsus美国学校；1985年，毕业于伊斯坦布尔大学牙学院。1989年和1990年，于纽约大学石溪牙科学院牙周系担任客座讲师。1992年，获得博士学位，并于2002年成为教授。2018年，被乌克兰研究生教育学院授予荣誉教授称号。专业领域包括牙周美学治疗、牙种植、骨再生、吸烟与牙龈疾病。曾任土耳其牙周病学会主席，也曾任欧洲牙周病联合会主席。

联系方式：demirel@istanbul.edu.tr；www.periokursu.com

# 主译简介  ABOUT THE CHIEF TRANSLATORS

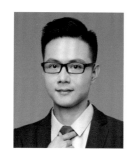

**李军**，口腔临床医学硕士，毕业于吉林大学口腔医学院。天津医科大学口腔临床博士在读。

广州莲之花口腔培训中心主任。广东省保健协会数字分会常务委员，广东省临床医学会种植专业委员会委员。李军i分享公众号及线下公益沙龙创办人。

获第七次BITC口腔种植病例大奖赛骨增量主题一等奖、中华口腔医学会第十次全国口腔种植学会大会"优秀青年研究奖"、第九次全国口腔种植病例大赛三等奖。

参与口腔种植多部著作的编写和翻译工作，包括：《数字化牙科革命：学习曲线》主译，《骨增量种植修复图解》《中国口腔种植临床精萃（2016—2019年卷）》编委。获2项国家发明专利、10项国家实用新型发明专利。

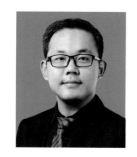

**赵阳**，口腔种植学硕士，毕业于山东大学口腔医学院，师从徐欣教授；工作后随宿玉成教授继续学习5年余。

现任北京瑞泰口腔医院亦庄分院院长兼区域种植主任。中华口腔医学会会员，国际口腔种植学会（ITI）会员，BITC种植大平台线上讲师。创办朝阳种植视点公众号。

参与口腔种植多部著作的编写和翻译工作，包括：《口腔种植学（第二版）》秘书，《数字化牙科革命：学习曲线》主译，《即刻种植外科精要》参译者，《口腔种植的牙槽嵴骨增量程序：分阶段方案》参译者，《口腔种植相关外科及放射线解剖》参译者，《中国口腔种植临床精萃（2014—2016年卷）》秘书等。

# 译者名单　TRANSLATORS

## 主审

陈　钢

深圳友睦种植培训中心

## 主译

李　军

广州莲之花口腔

赵　阳

北京瑞泰口腔医院亦庄分院

## 参译

崔　广

北京大学口腔医院

付英芝

兴业口腔医院

# 目录　CONTENTS

# 伤口愈合的类型
## TYPES OF WOUND HEALING

在伤口愈合过程中会发生不同的生物学事件，如止血、凝血、炎症、肉芽组织形成、结缔组织形成和再上皮化，并在伤口改建时仍会继续发生，甚至持续到伤口关闭之后。伤口边缘对合良好的愈合形式被称为一期愈合，伤口边缘之间留有间隙的愈合形式被称为二期愈合。然而，在组织缺损严重的损伤情况下，以及伤口因接触异物而被细菌污染的情况下，伤口通常保持开放几天以避免感染；一旦消除了该风险，则应关闭伤口，这被称为三期愈合。在这种情况下，应在保持开放的同时用生理盐水冲洗伤口。

在一期愈合中，伤口快速改建，肉芽组织形成非常少；而在二期愈合中，伤口边缘之间存在空隙，导致更多的肉芽组织形成。在这些类型的损伤中，由于组织损失，上皮需要通过并填充伤口边缘之间的间隙，进一步延伸以覆盖伤口表面。这表明与一期愈合相比，二期愈合上皮形成的时间更长。此外，如果附加上消除感染的过程，污染伤口的愈合会变得更加复杂。

伤口愈合是通过受损组织的再生或修复来实现的。再生性愈合通过结构和功能与原始组织相似的组织来恢复缺失。而受损组织通过修复性愈合时，其结构和功能并不是最重要的。在这种情况下，主要目标是利用局部的细胞和/或愈合机制来关闭伤口。组织是再生性愈合还是修复性愈合取决于所需细胞的可用性、是否存在刺激这些细胞的信号分子以及伤口边缘之间的距离。愈合的持续时间取决于局部因素和全身因素。

伤口愈合是由细胞、可溶性物质、分子和灌注之间复杂的相互作用引起的炎症所控制的。伤口愈合的结果和时长是通过这些相互作用的时机来预估，并且与相互作用的范围、严重程度或持续时间相关。过去10年中，在探索其中一些机制方面取得了重大进展。用于抑制不良愈合过程（即伤口不愈合、伤口愈合缓慢或留下瘢痕的伤口愈合）以及确保伤口愈合的潜在机制的各种模型，为我们提供了重要的见解。就愈合而言，组织再生优于组织修复，因为前者无瘢痕且功能改善。因此，最近的研究集中在再生性愈合上。

# 第1章

# 伤口愈合
## WOUND HEALING

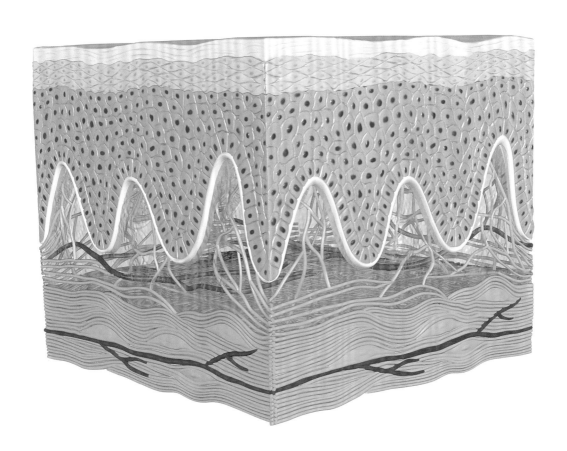

# 引言
## INTRODUCTION

作为一名新手，所有外科住院医师都会以某种方式首先分配到缝合的任务。事实上，缝合是手术中最重要的阶段之一，需要最大限度地集中注意力，并根据当前情况调整缝合技术。因此，考虑到其对外科手术成功的重大作用，我们认为缝合应被视为一种值得赞赏和推崇的艺术。

在外科手术中使用缝线可追溯到公元前16世纪。从那时起，人们开始使用各种材料，包括马鬃毛、刚毛*、金丝或银丝、丝绸、蚕肠、亚麻、棉花以及各种动物的肌腱或内脏。这些材料和操作程序的共同目的是保持伤口边缘接近直至愈合。确保伤口在预定位置，保护其免受物理外部因素或微生物的影响，稳定血凝块，以达到止血目的。使组织保持在一起，目的是缩短愈合时间，从而提高患者的生活质量。

近年来，随着生物学和技术的进步，不同的缝线被引入临床。影响缝线选择的因素可能因患者、伤口、组织特征、解剖位置和手术程序的不同而有所差异。外科医生的偏好也起着重要作用，这跟他们的经验是相关的，因为了解缝合材料的特性对于做出正确的选择至关重要。

目前，市场上没有单一种类的缝线材料能够满足所有手术要求。因此，应考虑缝线的结构特征，以便更清楚地了解在何处能更好地使用缝线。这些特性包括但不限于：缝线材料、毛细特性、抗拉强度、线结牢固性、弹性、形状记忆、组织反应性、是否易于操作和即拆即用性。同样，在所有情况或条件下，没有一种缝线是绝对理想的。更重要的是，应根据伤口特征选择缝线类型，因为伤口特征在伤口愈合中起关键作用，准确评估伤口愈合阶段将有助于做出决策。

本书全面涵盖了手术伤口的愈合，重点介绍了由手术刀制备的切口。然而，应当记住的是，尽管在创伤性损伤中伤口愈合阶段和组织反应是相同的，但是伤口边缘不规则和微生物污染带来的其他问题，可能使愈合过程进一步复杂化。

# 伤口愈合阶段
## PHASES OF WOUND HEALING

伤口愈合基本上分为3个主要阶段。第一阶段是止血与炎症阶段，身体试图恢复组织的完整性，并在此期间将污染成分从伤口中去

---

*刚毛：长在人或动物身上的硬毛，如猪鬃。

除。第二阶段是增生阶段，过程中所需的细胞从邻近组织迁移并形成新组织。第三阶段是改建与成熟阶段，新形成的组织与周围组织相协调。

## 止血与炎症
### Hemostasis and inflammation

口内软组织愈合遵循与身体其他组织愈合相同的原则。伤口愈合从止血开始，以保持机体的完整性；这种组织形式被称为凝血，这是机体的自我保护机制。外伤和/或手术损伤导致了毛细血管损伤和出血。如果反复出血，伤口的愈合会延迟，因为这会影响肉芽组织的形成。手术后有复发性出血的患者，其牙槽骨炎症的发展和由此产生的疼痛可能与这种不良损害有关。血流低黏性的后果，包括血流不稳定的问题，会通过凝血过程来解决。血凝块有两个主要功能：临时保护暴露的组织，并创建一个临时基质（称为纤维蛋白塞），让细胞从邻近的伤口边缘迁移过来。血凝块凝固之后是炎症过程，构成伤口愈合的基础。

伤口愈合是关键细胞（即中性粒细胞、单核细胞、淋巴细胞、内皮细胞和成纤维细胞）与调节细胞间物质合成的可溶性调节和信号传导分子（介质）之间良好的相互作用。

血凝块中通常含有大量的中性粒细胞和巨噬细胞，它们在受伤后立即释放。这些细胞分泌具有吞噬作用、有毒的氧化产物和酶，并通过释放富含多肽介质的信号分子来清除坏死和/或受损的组织与微生物，这些信号分子在伤口愈合过程中发挥作用。巨噬细胞释放的这些生长因子与细胞因子在成纤维细胞和内皮细胞以及平滑肌细胞为主的增殖中起主要作用，并表明已过渡到愈合的增生阶段。尽管炎症是不可缺少的愈合阶段，但炎症介质的过度释放或释放不足都可能会对伤口愈合过程产生不利影响。炎症过程会在第3天左右达到尾声。

## 增生
### Proliferation

这一复杂过程包括血管生成、肉芽组织形成、胶原沉积、上皮化和伤口收缩，这些过程在伤口不同部位的不同阶段同时发生。一旦血小板释放生长因子，止血栓子的形成会触发血管生成。随着血管生成过程的进展，形成了丰富的毛细血管网；因此，营养物质和新生细胞被转移到愈合的"前线"。通过细胞水平的信号传导，成纤维细胞填充伤口空间并分泌细胞外基质蛋白。

血凝块逐渐被易损的出血性血管组织所取

代，后者被称为肉芽组织，该组织为上皮迁移奠定了基础。其中上皮细胞从伤口边缘迁移来封闭表面，并为结缔组织的形成提供基础。在此期间，伤口的颜色开始恢复正常，具备其典型的组织特征并对创伤有抵抗力。

尽管愈合是以分阶段的方式进行的，但是愈合的所有阶段始终存在，因为整个伤口的愈合潜力不相同。由肌成纤维细胞促进的伤口收缩在拔牙窝中似乎并不十分突出，但在缺乏角化组织的伤口中非常常见。需要注意的是，伤口空间越大，在二期愈合阶段伤口需要的肉芽组织越多，这会导致获得更快的修复潜力和更多的瘢痕形成。然而，拔牙窝愈合是该规则的一个例外。

### 改建与成熟
Remodeling and maturation

这一过程是伤口愈合最持久的阶段，在增生结束后需要长达1年的时间。增生的持续时间与组织的体积和功能密切相关。表型较厚的组织增生所需时间长于表型较薄的组织。改建过程中通过细胞凋亡来下调机械感觉信号，降低细胞活性，终止细胞间基质的形成。

伤口愈合的最后阶段通常伴有胶原纤维的拉伸、瘢痕组织的形成。然而，在口内某些区域（如硬腭）的伤口愈合过程中，形成了类完整结缔组织的组织学特性的无瘢痕组织。尽管如此，发生这种不留瘢痕的愈合类型其分子基础仍有待研究。

伤口愈合在成熟期结束时完成，新形成的组织大小不应发生变化。在伤口愈合各个阶段中占主导地位的因素决定了最终愈合阶段能否快速与顺利实现。

## 口腔黏膜伤口愈合的典型特征
## TYPICAL CHARACTERISTICS OF ORAL MUCOSAL WOUND HEALING

众所周知，口腔黏膜伤口愈合迅速，不会留下任何并发症或瘢痕。瘢痕形成时，细胞和细胞间质以及胶原纤维排列不规则，导致与邻近组织特性的匹配度低。对猪和啮齿动物口腔黏膜愈合模型的研究表明，与类似的皮肤损伤相比，口腔黏膜愈合更快、临床上以及组织学上瘢痕形成更少。然而，皮肤和口腔黏膜愈合差异的原因尚不清楚。

研究表明，结缔组织愈合质量低和瘢痕形成时缓慢的伤口闭合，会受到进化选择的抑制，目的是保护组织免受微生物感染。换言之，由于口腔伤口愈合的延迟可能导致进食困难和机体功能丧失，因此推测在进化发展过程中，相较于皮肤，口腔黏膜具有更快、更好的伤口愈合潜能。

此外，研究还表明，口腔黏膜伤口愈合特征的改善不仅仅源于口腔环境提供的外周治疗机会，而且细胞间质传递的信号在调节细胞功能中也发挥重要作用，这不同于皮肤的愈合。

组织愈合而不形成瘢痕的其他机制包括口腔唾液的持续冲洗和强烈的炎症反应。唾液中含有促进伤口愈合的细胞因子（即细胞间通讯分子）和生长因子［如表皮生长因子（EGF）、转化生长因子β（TGF-β）和胰岛素样生长因子（IGF）］。唾液不足时口腔内伤口愈合延迟支持了这一假设。然而，唾液对瘢痕形成的影响尚不清楚。

另外，应牢记，控制感染、微创外科技术和全身健康与伤口愈合的基本生物学机制同样重要。

## 伤口愈合与全身因素
## WOUND HEALING AND SYSTEMIC FACTORS

对于无瘢痕伤口愈合，全身因素与局部因素同样重要。以下讨论涵盖了一些常见与显著的全身因素。

### 年龄
### Age

衰老是一种与人体所有系统的解剖、生化和生理变化相关的自然生命过程。衰老本身并不影响口腔内伤口的愈合。然而，由于衰老、药物和药物间相互作用而导致的慢性疾病可能对伤口愈合产生不利影响。此外，老年痴呆症可能与营养不良一起对愈合产生不利影响。影响愈合的其他因素是对处方用药不规律和口腔卫生差。

### 营养
### Nutrition

营养通常不会对健康个体的伤口愈合产生影响，但却会对如由全身性疾病引起的营养不良的人产生影响。机体免疫力在受到损伤后会立即下降，在其恢复过程中需获得足够的蛋白质、锌和维生素（A、B和C），以支持细胞活性并确保伤口部位所需的胶原合成。由于胃肠道疾病（如克罗恩病、溃疡性结肠炎、胃炎或长期使用质子泵抑制剂）引起的吸收不良可能导致营养不良，最终导致必需维生素和矿物质缺乏以及软组织和/或硬组织愈合问题。

## 脱水
## Dehydration

由于体液流失或摄入量减少导致的电解质失衡可能导致心脏和肾脏功能障碍，以及细胞代谢、血液氧合作用和激素作用的功能障碍。因此，建议告知患者伤口愈合过程中身体脱水可能带来的风险。

## 糖尿病
## Diabetes

某些慢性全身性疾病通过影响造血系统，对损伤后组织反应的程度和质量产生不利影响，而另一些则影响内分泌系统。在此背景下，糖尿病具有特殊的临床意义。2019年，国际糖尿病联盟（IDF）宣布，全球有4.63亿糖尿病患者，年龄为20～79岁（根据IDF糖尿病数据）。预计到2045年，这一数字将增至7亿。据估计，几乎一半（49.7%）的糖尿病患者尚未确诊。

2019年，估计有420万名20～79岁的成年人死于糖尿病及其并发症。同样在2021年，全球每年在糖尿病方面的健康支出估计为7600亿美元。预计到2030年将达到8250亿美元，到2045年将达到8450亿美元。

全世界因糖尿病和糖尿病相关死亡而导致的支出将继续成为社会、财政和卫生系统巨大的负担。有鉴于此，糖尿病对寻求牙科治疗的患者的重要性是显而易见的。有关糖尿病及其在牙科手术程序中的重要性和需要考虑的相关问题的详细信息可从其他来源获得。然而，值得一提的是，如果血糖水平得不到控制，伤口愈合可能会受到影响。血糖控制是通过测量血糖水平和糖化血红蛋白来实现的。即使在非糖尿病患者中，白天的血糖水平也可能会发生变化，而在未控制的糖尿病患者中，血糖水平可能会波动10倍以上。此外，血糖水平仅表示检测时的血糖值，但没有提供有关其维持情况的信息。另外，用于糖尿病患者随访的糖化血红蛋白（HbA1c）测定可以提供有关患者在3个月内的血糖水平的信息。然而，考虑到HbA1c检测涵盖特定的时间范围，并且伤口愈合与手术同时开始，建议在复杂手术开始时，除了HbA1c检测外，还要测量患者的血糖值。

此外，糖尿病患者其他器官系统的并发症也可能提供有关伤口愈合潜力的信息。由于牙齿组织可被视为末端组织，因此关注类似末端组织/器官中出现的循环异常，将有助于制订适当的治疗计划。

糖尿病患者的微血管或大血管病变可能提示伤口愈合受损的可能性。应牢记视网膜检查是血管病变的常用诊断方法，必要时应联系内科医生。

先前的研究表明，糖尿病患者骨质疏松症的发生率增加。人体和动物研究也表明，导致1型糖尿病患者的骨量减少原因有：碱性磷酸酶水平升高；维生素$D_3$、甲状旁腺激素和骨钙素水平降低；肠道钙吸收障碍和过度的尿羟脯氨酸排泄。胰岛素可增加胶原合成和骨摄取氨基酸。IGF-1的释放减少了糖尿病性骨质疏松症的发生率。此外，营养不良和久坐不动的生活方式也可能导致糖尿病患者骨质疏松。

## 尼古丁摄入
### Nicotine intake

本节的标题是"尼古丁摄入"而不是"吸烟"或"烟草使用"，因为大多数常用于戒烟的无烟或电子烟也含有尼古丁。长期摄入尼古丁对伤口愈合有不利影响。多项研究表明，吸烟者的伤口愈合能力受损，他们的免疫反应功能比不吸烟者差。尼古丁摄入会导致外周血管收缩，对组织的血供产生不利影响。长期摄入尼古丁会造成剂量依赖并影响机体。此外，当吸烟时，尼古丁与口腔表面和伤口接触。因此，在制订手术计划时，最重要的是识别患者的每日尼古丁摄入量。

尽管让患者在手术前停止摄入尼古丁并在手术后一段时间内不再继续摄入被认为是有帮助的，但这种临时措施只能减轻但不能消除相关问题，因为尼古丁代谢物在血液中可存留2~24小时。在这种情况下，应建议患者在手术前停用尼古丁至少24小时（代谢物的半衰期），并在手术完成后至少24小时（伤口愈合阶段）内禁止摄入，并尽可能晚地恢复尼古丁摄入，同时在伤口愈合期间尝试将每日尼古丁剂量保持在尽可能低的水平。尽管效果可能有限，但遵循以上提示仍有助益。

## 影响宿主防御机制的疾病和/或治疗
### Diseases and/or therapies affecting the host defense mechanism

由于免疫应答可保护患者免受感染，如果免疫系统受到抑制，外科手术的效果将受到严重影响。感染人类免疫缺陷病毒的患者，接受化疗、放疗、血液透析或高剂量类固醇的患者或器官移植患者可能会出现免疫应答缺陷或疾病。请注意，某些患者可能对某些缝合材料、乳胶或金属器械敏感。

## 药物与伤口愈合
## DRUGS AND WOUND HEALING
### 抗血栓治疗
### Antithrombotic therapy

抗凝剂和抗血小板剂类药物对凝血机制有效。凝血是伤口愈合的初始步骤，由凝血因子执行。口服抗凝剂会抑制凝血因子的合成。抗血小板剂是通过改变血小板的聚集特性来影响凝血。抗血栓治疗可降低血管栓塞的风险，抗血栓药物主要用于预防凝血或静脉血栓扩大。口服抗凝剂常用于预防静脉血栓形成，抗血小板剂主要用于动脉闭塞性疾病。两种广泛使用的抗血小板剂是乙酰水杨酸（一种环氧合酶抑制剂）和氯吡格雷（一种二磷酸腺苷受体拮抗剂）。

抗凝剂包括维生素K抑制剂（如华法林）或Xa因子抑制剂（如肝素）。新型口服抗凝剂包括达比加群、利伐沙班、阿哌沙班和依度沙班。

由于使用这些药物的患者在形成和保存纤维蛋白栓时会变得困难，可能会使伤口愈合变得复杂。因此，可能需要采取特殊措施来关闭和保护伤口。

### 抗血管生成剂
### Antiangiogenic agents

血管生成是指在现有血管结构中形成新血管。抗血管生成剂抑制现有血管的发展或新血管的形成。虽然这些药物最初是为了在癌症治疗中阻断肿瘤的血供而开发的，但目前也被广泛应用于其他血管疾病的治疗。在伤口愈合的第3天开始形成新的血管网络，为伤口部位提供氧气和营养。抗血管生成剂可下调这种机制并对伤口愈合产生不利影响。然而，对于每个患者群体，这些不利影响并不相同。

### 抗吸收剂
### Antiresorptive agents

抗吸收治疗旨在降低骨吸收率。主要通过阻断破骨细胞活性发挥其作用，从而保存骨量。然而，如果没有破骨细胞，成骨细胞的生物活性非常有限，这将完全影响骨转换。这些药物主要用于治疗绝经后女性的骨质疏松症和预防患者肿瘤的转移。

抑制骨吸收的药物包括雌激素、选择性雌激素受体调节剂（如他莫昔芬、雷洛昔芬）、降钙素、双膦酸盐类药物（如阿仑膦酸盐、利塞膦酸盐、伊班膦酸盐、唑来膦酸）、单克隆抗体（如地舒单抗）、依普黄酮、替勃龙、维生素D及其活性代谢物和钙。由于其具有抗血管生成作用，其中有些药物也可能延迟伤口愈合。

### 皮质类固醇
Corticosteroids

皮质类固醇的使用范围很广，包括治疗风湿性和非风湿性疾病。

皮质类固醇具有很强的抗炎和免疫调节作用。使用皮质类固醇可诱导抗炎蛋白，还可抑制细胞因子分泌和趋化。此外，皮质类固醇与成纤维细胞功能障碍和胶原、血管生成及上皮再生减少相关，这些是伤口愈合过程的关键组成部分，缺失将阻碍伤口愈合过程。常用的皮质激素包括泼尼松龙、曲安奈德、倍他米松、地塞米松和氢化可的松。

## 影响伤口愈合的局部因素
## LOCAL FACTORS AFFECTING WOUND HEALING
### 切口方向与长度
Direction and length of incision

合适的切口应该足够长，以提供好的视野。短切口可能会导致伤口裂开和血供不足，这是由于为了开阔视野而过度牵拉使得瓣边缘的压力过大而导致伤口裂开，这反过来又对伤口愈合产生不利影响。

用增大黏骨膜瓣基底的方式设计切口，这对于瓣的营养至关重要。在切口时应特别小心，以保持从瓣底部走行的毛细血管的完整性。切口的设计方式应始终保持手术部位近中和远中组织的边缘完整性，并且避开龈乳头或组织较薄的区域（图1-1）。

在设计切口方向时应遵循以下原则：

- 手术伤口愈合的自然方向是边对边，而不是点对点。
- 在切开和剥离的区域中，组织纤维排列因其组织类型而异。只有使切口平行于组织纤维走行，才能达到最佳的美学效果。结果可能因切开不同的组织层而存在差异。

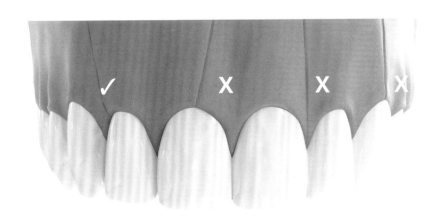

图1-1　切口不应放置在再生潜力低的部位（如龈乳头）或菲薄的牙龈组织（如临床牙冠的龈缘顶点）。切口与牙龈边缘应成90°。松弛切口应位于与相邻牙龈边缘安全距离处，且下方应始终有完整的骨。瓣的基底部应较宽，以防止翻瓣时影响血供。

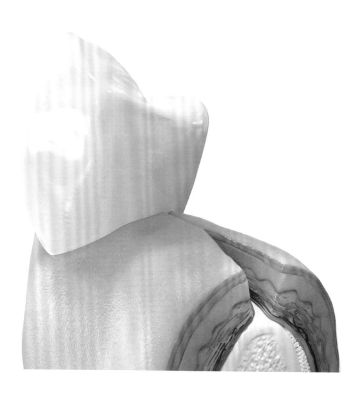

图1-2 刀片应垂直于黏膜表面，以制备清晰的伤口边缘，促进伤口顺利愈合。

## 切口表面角度
### Surface angle of incision

应小心地用手术刀单次划动，顺利切开组织。将手术刀与黏膜表面垂直放置，有助于最大限度地贴合伤口边缘，而不会导致伤口边缘逐渐变细并产生死腔，从而实现最大血流灌注。同时会使伤口边缘之间的纤维蛋白层尽可能薄，从而允许这些边缘之间的液体交换（图1-2）。

## 止血
### Hemostasis

有多种机械、热和化学手段来控制伤口部位的血液流动。止血改善了外科医生的视野，并将人为错误的风险降至最低。刺破血管或剥离骨膜组织导致的未受控的出血，将使手术部位的视野受限。伤口缝合前完全控制出血可防止术后血肿的形成。切口部位的血液或血清积聚进一步阻碍了伤口边缘的贴合，并为微生物的生长提供了适宜的环境，从而导致感染。因此，应在伤口缝合后用湿纱布轻轻按压手术部位，以减少液体积聚。然而，在引导骨再生（GBR）等情况下，必须维持屏障膜下骨再生的空间，注意不能按压以免空间塌陷。

## 组织湿度控制
### Tissue moisture control

在长时间的外科手术过程中，定期使用微温的无菌生理盐水冲洗伤口，或者使用浸泡在无菌生理盐水中的纱布覆盖暴露的表面，防止组织脱水，从而有利于愈合。

## 去除坏死组织与异物
Removal of necrotic tissue and foreign bodies

彻底清除身体无法吸收的所有坏死组织和异物，对于伤口顺利愈合至关重要。灰尘、金属、牙石或填充物残留等异物的存在会增加感染的风险。去除无法从伤口获得血供的牙齿和组织残留物可加速愈合。

## 预防伤口死腔
Prevention of dead space in wounds

液体、血液、空气、异物或坏死组织残留物在组织层之间的积聚会形成伤口死腔。进而形成较厚的纤维蛋白层，不仅导致灌注不足，还会积聚微生物，这种情况可能在外科手术完成后发生。可以放置引流管以防止这种情况发生，也可以在伤口部位用湿纱布加压。然而，在GBR程序中应谨慎使用加压操作，因为该技术旨在保持屏障膜下方的空间。

## 组织张力
Tissue tension

当组织张力大到破坏了循环的程度时就会危及血液供应，从而对伤口愈合产生不利影响。此外，由于术后水肿导致组织肿胀，勒紧的缝线也可能会撕裂软组织本身。因此，应特别小心，以确保所采取的减张措施不会危及血供。在伤口部位进行松弛切口或骨膜切口时应考虑到对血供的影响。此外，仅通过简单缝合来关闭张力伤口，会导致伤口边缘组织因缝线张力产生循环障碍。因此，建议在远离伤口边缘处缝合（见"褥式缝合"，第58页）来贴合伤口边缘，并在伤口边缘放置额外的缝线（间断缝合）。

## 感染
Infection

在伤口愈合过程中，防止微生物侵入，可以使组织将其全部生物学潜力集中在伤口闭合上。由感染引起的慢性刺激以及感染的存在会破坏伤口愈合并降低愈合质量。应该记住，口腔其他部位的感染，也会增加微生物负荷，并影响伤口的闭合和愈合。因此，应在手术前尝试减少口腔中的微生物负荷，并尽快恢复口腔卫生。

## 伤口与血凝块稳定
Wound and clot stabilization

鉴于移动的组织不能愈合的事实，应采取措施稳定和固定伤口边缘区域，以确保顺利愈合，此类措施应从稳定血凝块开始。术后立即形成的血凝块越厚，临时细胞间物质也将越厚。

由于伤口边缘之间的距离增加导致细胞间液体运输不足。作为预防措施，在该过程后立即用湿纱布施加压力是合理的。尽管时间很短但施加的压力将控制血凝块层的厚度，同时稳定组织来形成血凝块。如果进行了骨增量手术，施加的压力不应对循环产生不利影响或导致组织挫伤，也不应压塌骨增量的轮廓。

## 伤口部位的血供
### Blood supply to the wound site

氧气对组织活力及伤口愈合至关重要。颈部和面部因为有良好的血供，组织愈合得更快，而四肢（末端器官和组织）愈合得更慢。为了促进组织的血供和营养，在设计手术切口时，应评估血供的情况，确保所使用的技术兼顾微创手术原则也很重要。

## 优化视野
### Enhanced visualization

微创手术技术的目的是实现伤口快速愈合，同时最大限度地减少组织损伤。微创手术最大限度地减少切口数量、有更好术区视野、降低周围组织受损的风险。在使用开口器牵拉组织的过程中，施加的额外压力或产生的组织张力可能危及血液和淋巴循环并损坏组织。由此产生的血肿可能会增加微生物增殖的风险。可以通过使用额外的缝合来改善术野（见"视野优化缝合"，第69页）。

必要时可以精心设计和正确附加额外的切口，因为它们不会对愈合产生不利影响。

总之，手术中和手术后使用的缝线应有助于伤口的一期愈合。应利用愈合阶段和在这些阶段中起作用的因素来确保快速和成功的伤口愈合。因此，外科医生应完全熟悉手术中使用的材料和器械。

## 推荐阅读
## RECOMMENDED READING

[1] Broughton G, Janis JE, Attinger CE. The basic science of wound healing. Plast Reconstr Surg 2006;117(7 suppl):12S–34S.

[2] Ghantous AE, Ferneini EM. Aspirin, Plavix, and other antiplatelet medications: what the oral and maxillofacial surgeon needs to know. Oral Maxillofac Surg Clin North Am 2016;28:497–506.

[3] Guo S, Dipietro LA. Factors affecting wound healing. J Dent Res 2010;89:219–229.

[4] Harper D, Young A, McNaught CE. The physiology of wound healing. Surgery 2014;32:445–450.

[5] Larjava H. Oral Wound Healing: Cell Biology and Clinical Management. Wiley-Blackwell, 2012.

# 第2章

## 缝合材料与缝合器械
### SUTURE MATERIALS AND SUTURING INSTRUMENTS

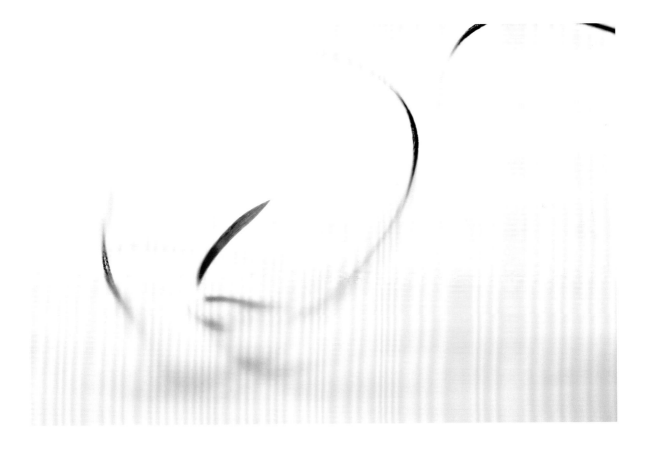

充分了解缝合材料和缝合工具的特性有助于在特定手术中做出正确的决策，并提高外科医生手术的成功率。本章的内容是对成功缝合要求的概述。

## 缝线与缝针
## SUTURE THREADS AND NEEDLES

缝合材料由两个主要部件组成，即缝线和缝针。

单一种类缝合材料不可能适合所有用途。因此，选择时应考虑组织和材料的特性以及应用的技术要求。

应考虑以下组织的特性和条件：

- 被缝合组织的物理特性或一致性。
- 组织的生物学特性。
- 组织的健康状况。
- 邻近的组织。

基于以下程序所涉及的问题来决定技术要求：

- 组织重新定位或拉拢伤口边缘。
- 关闭伤口。
- 止血。
- 优化视野。

## 缝线的物理特性
## PHYSICAL PROPERTIES OF SUTURE THREADS

目前，市场上有各种不同物理特性和/或生物特性的缝线，其中大部分最初是为纺织品市场制造的，然后用于外科手术。由于外科缝线的物理结构特性对其使用目的和领域起决定性作用，因此应考虑以下因素。

### 规格
### Gauge

规格是指缝线的直径。常见的外科手术是使用能够将组织保持在适当位置进行愈合的最小直径的缝线。这样缝线在穿过组织时造成的创伤最小。

此外，所选择的缝线应比组织弱，即缝线的抗拉强度应低于组织的抗拉强度，以确保缝线在组织撕裂之前发生断裂（图2-1）。

缝线直径是按照《美国药典（USP）》和《欧洲药典（EP）》（表2-1）以数字方式表示的。USP系统更常用。

随着缝线的数字越大，其直径越小，即5-0线比4-0线更细。缝线直径的减小也伴随其抗拉强度的降低。随着缝线变细，应选择相应的持针器、剪刀等辅助器械。

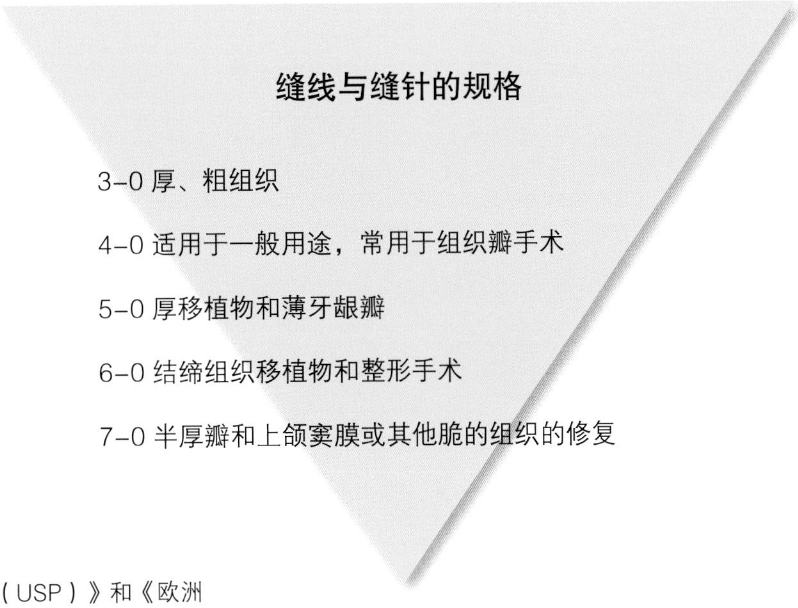

**缝线与缝针的规格**

3-0 厚、粗组织

4-0 适用于一般用途，常用于组织瓣手术

5-0 厚移植物和薄牙龈瓣

6-0 结缔组织移植物和整形手术

7-0 半厚瓣和上颌窦膜或其他脆的组织的修复

图2-1　图中总结了特定组织选择缝线与缝针的正确规格。要牢记的原则是：（1）如果有什么东西要断了，那应该是线而不是组织；（2）较薄的组织应选择较细的线，较厚的组织应选择较粗的线。

表2-1　缝线直径按照《美国药典（USP）》和《欧洲药典（EP）》的数字表示

| USP | EP | 缝线直径（mm） |
| --- | --- | --- |
| 12-0 | 0.01 | 0.001～0.009 |
| 11-0 | 0.1 | 0.010～0.019 |
| 10-0 | 0.2 | 0.020～0.029 |
| 9-0 | 0.3 | 0.030～0.039 |
| 8-0 | 0.4 | 0.040～0.049 |
| 7-0 | 0.5 | 0.050～0.069 |
| 6-0 | 0.7 | 0.070～0.099 |
| 5-0 | 1 | 0.10～0.149 |
| 4-0 | 1.5 | 0.15～0.199 |
| 3-0 | 2 | 0.20～0.249 |
| 2-0 | 2.5 | 0.25～0.299 |
|  | 3 | 0.30～0.349 |
| 0 | 3.5 | 0.35～0.399 |
| 1 | 4 | 0.40～0.499 |
| 2 | 5 | 0.50～0.599 |
| 3+4 | 6 | 0.60～0.699 |
| 5 | 7 | 0.70～0.799 |
| 6 | 8 | 0.80～0.899 |
| 7 | 9 | 0.90～0.999 |
| 8 | 10 | 1.00～1.099 |
| 9 | 11 | 1.10～1.199 |
| 10 | 12 | 1.2～1.299 |

## 物理结构

Physical structure

缝线的结构取决于其生产中使用的线股数量。缝线可能是单股或多股结构。单股缝线由于其表面光滑且无嵌留区域，因此是微生物积聚和增殖的不利环境。单股缝线的缺点是线结牢固性和形状记忆较低。多股缝线通过缠绕或编织制成（图2-2），使其在缝合和打结过程中更容易。多股缝线的缺点是促进微生物的积聚和增殖，因此不适合在受到微生物污染或存在感染风险的区域使用。此外，由于在长时间缝合过程中表面凝血，多股缝线的组织穿透性可能会降低。

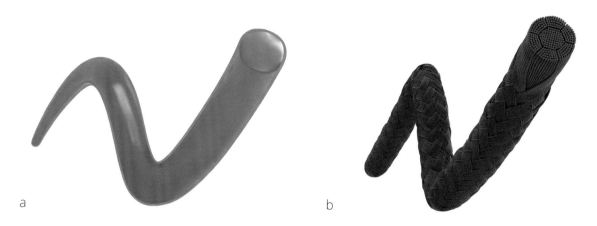

a              b

图2-2（a和b）　单股缝线（a）有几个优点，如光滑地穿透组织。而多股缝线的编织结构可提高线结稳定性（b）。

应使用湿纱布擦拭缝线上附着的血液。缝线吸收了周围的液体可能会膨胀，其线结可能会发生松脱。

## 毛细特性
### Capillarity

毛细特性是指沿缝线全长对液体的吸收和传输。具有毛细特性的缝线可使微生物在伤口内部和外部之间传播，从而导致污染。与单股缝线相比，毛细特性是多股缝线的一个更明显的特征。一些单股缝线的表面涂有蜡、硅树脂、聚四氟乙烯（PTFE）或聚酯，以尽量减少此现象的影响。

## 抗拉强度
### Tensile strength

抗拉强度是通过将拉伸和断裂缝线的力除以该线的横截面积计算出的测量值，该横截面积与线的直径成正比。对于可吸收缝线，缝线一旦接触组织，其抗拉强度逐渐降低。可吸收外科缝线抗拉强度的下降与吸收率没有直接的比例关系，可能根据缝线的材料而变化。然而，抗拉强度与缝线的直径成正比。缝线的最弱部位是其打结处，打过结的缝线弱于未打结缝线。

## 组织穿透性
### Tissue passage

缝线的滑动与其摩擦系数成比例。摩擦系数表示缝线的润滑性水平，摩擦系数高的多股缝线穿过组织的难度更大。因此，在缝线穿入和穿出过程中，多股缝线往往会造成更多的组织损伤。在长时间缝合的过程中，多股缝线的较大表面积会导致表面凝血，进一步增加了已经很高的摩擦系数。在这种情况下，用湿纱布擦拭缝线会有利于操作。

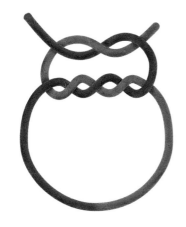

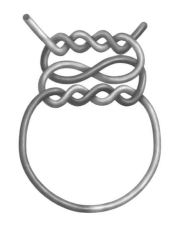

图2-3（a和b）　使用具有低形状记忆的多股缝线的外科结应通过在特定方向固定的双螺旋结上附加一个相反方向的单螺旋结来固定（a）。为了锁定采用具有高形状记忆的单股缝线打的第一个线结（容易松开），应在锁定前以与第一个线结相同的方向打一个单螺旋结，以便拉紧松弛的双螺旋结，并进行最终的反向结以锁定整个线结（b）。

## 线结牢固性
Knot-holding security

　　线结牢固性取决于缝线的柔韧性和形状记忆。使用易于弯曲且形状记忆较低的线更容易打结。线结牢固性是指线结抵抗导致其滑动的力（部分或全部）。单股缝线的线结牢固性低，导致打结后线结更容易松脱。在单股缝线中有两种方法可以避免这种松动：（1）确保线结停留在软组织上，而不是在伤口边缘之间；（2）以与第一个线结相同的方向打上一个额外的线结来锁定第一个线结（图2-3）。通常，这个额外的结的打紧会受限，只能改善部分的松弛度。打结过紧不会提高线结牢固性，反而会危及血液循环。

## 弹性
Elasticity

　　弹性是指在手术过程中施加拉力后，缝线恢复其原始形态和长度的能力。具有高弹性的缝线可以在术后水肿消退后恢复其原始尺寸，保持伤口边缘完整而不分离。大多数不可吸收缝线有这种特性。

## 形状记忆
Shape memory

　　形状记忆是指打结发生变形后缝线恢复其原始形态的趋势。高形状记忆缝线的特点是在保持其形状方面更持久；保留了其包装中的原始形式，但线结的牢固性更差。特别是单股缝线具有较高的形状记忆。这类缝线的另一个特点是剪短线尾后会刺激邻近组织。为避免此问题，对于高形状记忆缝线建议保留更长的线尾（图

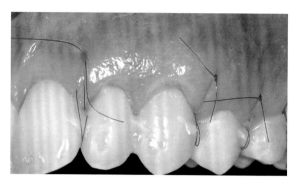

图2-4 由于保留了可塑性，高形状记忆缝线容易刺激周围组织。如图所示，保留长线尾可以避免对组织的损伤。

2-4）。

　　总之，没有任何单一种类的缝线适合所有的病例。如骨增量使用的缝线应具有平滑的组织穿透性和低毛细特性，组织反应性最小。在这种情况下，应使用单股缝线。然而，这些特性对于使用缝线控制出血是完全无用的，因为其所需的主要特性是线结牢固性。

## 缝线的吸收特性
## ABSORPTION CHARACTERISTICS OF SUTURE THREADS

　　根据其生产材料，通常将缝线分为两个主要类别，即可被组织完全溶解的可吸收缝线和完全不能吸收的不可吸收缝线。

　　可吸收缝线通常会在60天内失去其抗拉强度，而不可吸收缝线会持续更长时间。两者均

有单股、多股、天然和合成类型。

　　所有缝线都可能引起炎症和各种不同程度的其他组织反应。炎症降低了身体抵抗感染的能力，延缓了愈合过程。不可吸收缝线可能导致可以忽略的组织反应性。可吸收缝线引起的组织反应与材料的吸收机制有关。通过酶溶解的天然材料，其中蛋白质通过蛋白水解被吸收，通常与炎症反应相关；而通过水解被吸收的合成产品导致组织反应性较低。

　　尽管缝线的组织反应是一个重要的问题，但是这个问题不会长期存在。从根本上看，伤口关闭的方式是关键因素，如伤口是否获得一期愈合（图2-5）。

## 可吸收缝线
## ABSORBABLE SUTURE THREADS

　　可吸收缝线通过两种不同的机制被组织吸收：第一种是酶降解或酶解，即通过组织的炎症反应来代谢缝线材料；第二种是水解，即通过水分来溶解和分裂缝线的聚合物链。从本质上看，水解过程不会导致组织炎症。由反刍动物肠道制作的羊肠线通过酶吸收降解，而合成线通过水解进行溶解。

　　尽管一些组织反应是由可吸收缝线水解引起的，但与酶解相比可忽略不计。可吸收缝线的使用最初仅限于无法取出或难以取出时，但目前已在更广泛的手术中使用。近年来，可吸收缝线被用于远途就诊的患者，以减少二次就

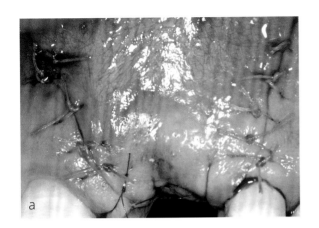
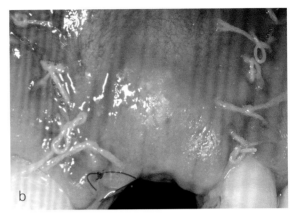
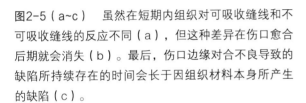
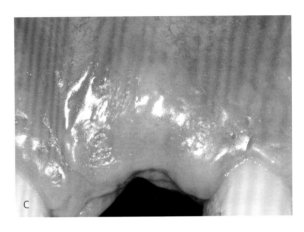

**图2-5（a~c）**　虽然在短期内组织对可吸收缝线和不可吸收缝线的反应不同（a），但这种差异在伤口愈合后期就会消失（b）。最后，伤口边缘对合不良导致的缺陷所持续存在的时间会长于因组织材料本身所产生的缺陷（c）。

诊；以及避免需要麻醉下拆线的病例或儿童病例中。但是，一般而言，在拆线时，如果在技术上、医学上或其他方面没有问题，则应首选不可吸收缝线，因为长期吸收过程可能使得缝线留在原位，从而导致微生物过度积累。

缝线吸收导致其抗拉强度降低。半衰期是指缝线失去一半抗拉强度的时间段，是评估吸收率的主要标准之一。另外，溶解是完全破坏缝线所需的时间。有许多可变因素会影响缝线的持续时间，包括但不限于缝线的直径、组织类型（即一些组织中的分解代谢过程较慢）、局部pH（在碱性环境中可吸收缝线水解较快）、使用缝线时的环境条件（即温度、感染等）和患者的整体健康状况（即存在使伤口愈合复杂化的疾病）。虽然吸收率对于许多可吸收缝线造成的并发症很重要，但抗拉强度的降低率也是保证愈合期间伤口闭合的关键。应根据吸收率或时间以及抗拉强度降低速率或时间来选择可吸收缝线。因此，除物理特性外，还应考虑可吸收缝线的半衰期。

## 可吸收天然缝线

### Absorbable natural suture threads

肠线是第一种可被组织吸收的缝线材料，它是从绵羊或牛的肠胶原蛋白中获得的。一些生产商将这些产品包装在酒精溶液中，以保持其柔韧性并防止干燥和断裂。目前，市场上有3种不同类型的肠线，即普通肠线、铬肠线和快速吸收肠线，均为单股肠线。普通肠线在组织中引起一定水平的反应，并可在术后7~10天内维持其全部抗拉强度。70~90天结束时完全吸收。使用铬盐溶液处理的铬肠线，可以降低吸收率和组织反应性，并改善组织穿透性。此类肠线可保持其抗拉强度10~21天，并在90天结束时完全吸收。快速吸收肠线经过热处理后吸收更快，并且仅能保持其抗拉强度5~7天，2~4周内完全吸收。然而，根据欧盟法规，欧洲不再生产或使用此类肠线。

## 可吸收合成缝线

### Absorbable synthetic suture threads

#### 聚乙醇酸

聚乙醇酸是第一种合成的可吸收缝线。单股缝线和无涂层缝线的抗拉强度高，第7天高达60%，第14天为35%，第28天为15%。在90~120天内完全水解。这类缝线易于使用，具有较高的线结牢固性。但其组织穿透性不足的多股结构可能引起组织损伤。虽然这类缝线与组织反应性的相关性不大，但它的多股结构促进了微生物的积累。这类缝线也有另外产品即涂有聚丙烯酸酯，以改善组织穿透性并减少微生物滞留。然而，需要额外打结以提高线结牢固性。

#### 聚乳酸

聚乳酸是第二种合成的可吸收缝线，是一种类似聚乙醇酸的有涂层的、编织的、多股缝线。这种线由乙醇酸（90%）和乳酸（10%）制成，这两种天然材料都很容易代谢。丙交酯和乙交酯的组合形成分子结构，在伤口愈合的关键阶段保持抗拉强度以安全地拉近组织。线可以通过水解以类似于所有其他可吸收合成缝线的方式溶解。

丙交酯的疏水性质可防止液体渗入缝线纤维。与酶降解的可吸收天然缝线相比,这减少了生物环境中的抗拉强度损失。缝线能够在2周结束时,保留65%的抗拉强度;在3周结束时,保留40%的抗拉强度;60天结束时,完全吸收。

### 聚卡普隆

聚卡普隆是一种由乙交酯和ε-己内酯共聚物制成的单股可吸收缝线材料。这种缝线具有优越的柔韧性,易于操作和打结,是目前耐用的可吸收缝线材料之一,可选择比常规缝线细1~2倍的缝线尺寸。通常首选用于需要较高初始抗拉强度的手术中,因为其抗拉强度往往在术后2周才开始降低。在术后第1周结束时,有涂层版保留55%的抗拉强度;无涂层版保留45%的抗拉强度。两种类型均在90~120天内完全吸收。

### 聚对二氧环己酮

聚对二氧环己酮是一种合成的可吸收单股缝线。在需要长期将缝线留在原位的手术是首选,其水解吸收非常缓慢。一方面,缝线结构光滑,有利于组织穿过;另一方面,其在所有可吸收合成缝线中的线结牢固性最差。在2周结束时,其保留了70%的抗拉强度;在4周结束时,保留了50%的抗拉强度;在8周结束时,保留了14%的抗拉强度。与其他可吸收合成缝线相比,放置后保持强度是一个优势,并且在需要张力下拉拢组织对位时是有用的。吸收和水解过程将在使用后90天时完成50%,并在6个月内完全吸收。

## 不可吸收缝线
## NON-ABSORBABLE SUTURE THREADS

这类缝线不会发生结构变化,大部分保留其原始属性。因此,缝线仅在可拆除的情况下使用。材料包括不锈钢丝、蚕丝、棉花和亚麻。另外,不可吸收合成缝线由聚酰胺、聚丙烯和聚酯等制成,用于需要对伤口边缘稳定性提供较长期支持的情况。

### 不可吸收天然缝线
### Non-absorbable natural suture threads
#### 蚕丝

蚕丝是一种由家蚕幼虫蛋白纤维制成的多股缝线。虽然通常被认为是不可吸收缝线,但其在2年内会发生代谢降解。由于其优越的操作性和较高的线结牢固性,被公认为金标准。其还具有较高的毛细特性。此外,硅胶或蜡涂层产品可用于减少其毛细特性的发生。

这类缝线最初为白色，但后来以鲜艳的颜色来提高其可见性。缝线的线结不会刺激组织，因为其形状记忆几乎不存在。由于为多股结构具有很高的摩擦系数，因此在穿过周围组织时可能会造成组织损伤。

## 不可吸收合成缝线
### Non-absorbable synthetic suture threads
#### 聚酰胺

聚酰胺纤维，通常称为尼龙，是有史以来制造的第一种合成纤维。市场上有两种类型，即单股和多股。单股类型是最常用的不可吸收尼龙缝线，其具有广为人知的高抗拉强度和出色的弹性，以及最小的组织反应性。这类线的主要缺点是具有高形状记忆，需要一个结加上额外的三四个结来避免缝线松开。一些产品在包装前浸泡在酒精溶液中，以降低形状记忆并便于处理。对于多股类型，尽管也具有良好的柔韧性，易于处理，但由于表面结构的特点，有可能容纳更多微生物。另一个缺点是毛细特性高于单股类型，因此通常涂有硅胶。

#### 聚丙烯

聚丙烯是一种难以操作的单股缝线，其形状记忆甚至高于聚酰胺。此外，这种线的线结牢固性非常低，第一个结往往容易松动。虽然可以用同一个方向的第二个结锁定第一个结，但应该记住，这种措施的好处是非常有限的（图2-3）。这种线能够在生物环境中保持多年的耐用性，而不会被组织酶降解。这类缝线具有非常光滑的表面，不会黏附在组织上；是一种方便使用的线，具有良好的组织穿透性，并且其化学结构不会引起组织反应。但如果线尾剪短很可能会刺激周围的组织，因此应留得足够长，以便它们可以自由地贴附在组织上。

#### 聚酯

聚酯是一种编织的、多股的、合成的、不可吸收的缝线，具有很高的抗拉强度并且易于处理，同时具有低线结牢固性和组织反应性。有涂层产品改善了组织穿透性。聚酯缝线柔韧的特性使其适用于缝合黏膜组织或用于擦伤部位。

#### 聚丁酯

聚丁酯是一种不可吸收的单股合成缝线，在市场上相对较新，旨在结合聚丙烯和聚酯的优点。同时还提供比聚丙烯更好的处理能力，包括更低的形状记忆、更高的灵活性和更好的线结牢固性。

由于其独特的弹性，对水肿组织反应良

好，组织穿透性非常好。聚丁酯似乎比其他单股更强，没有明显的形状记忆。与尼龙和聚丙烯不同，聚丁酯不能维持其包装形状。

### 聚四氟乙烯（PTFE）

聚四氟乙烯是一种合成的单股不可吸收缝线，柔软，具有生物相容性，无化学活性。PTFE在口腔内应用明显比其他单股缝线更实用。其突出的特性包括耐久性、极佳的组织穿透性、高生物相容性、低细菌滞留和低形状记忆（尽管其为单股结构）。然而，由于其具有较低的线结牢固性，建议在两个方向上都打附加结，因为如果在张力下固定，打结松动的可能性非常高。由于其具有多孔结构，在缝线需要长期留在口腔的情况下，细菌附着会增加。

### 聚偏二氟乙烯

聚偏二氟乙烯是一种合成的、不可吸收的、单股的缝线材料。近年来，聚丙烯缝线在一些临床报告中与缝合失败相关。相比之下，聚偏二氟乙烯缝线的特点是在蠕变试验中缝线直径更小、线结抗拉强度更大、延伸率更低，同时也比聚丙烯缝线更能抵抗持针器损伤。

抗生素涂层缝线也可在市场上购买到，尽管其使用存在争议。可吸收缝线与不可吸收缝线各有其优点和缺点。在选择缝线材料时，外科医生需要依据他们自己的经验和知识，考虑所有这些缝线特征，根据每一个病例的需求做出选择。

## 缝针
## SUTURE NEEDLES

外科缝针设计原则是在组织损伤最小的情况下将缝线穿过组织。因此，缝针由高级不锈钢制成，具有与可用缝线相匹配的各种规格。外科缝针需要耐用，并提供极好的物理强度和柔韧性，使其不会断裂。针眼不应损伤组织，最重要的是，针尖应完好无损地穿过组织。

### 缝针结构
Needle anatomy

外科缝针与缝线连接的区域称为针尾或针眼，针眼与针尖之间的弯曲部分称为针体，刺穿组织的部分称为针尖（图2-6）。

### 针眼

针眼是缝针的一部分，形成一个环，用于牵拉缝线。针眼分为3种类型，即闭眼、法眼和锻造型，最后一种是目前最常用的（图2-7）。针眼是针头的最弱点，不应使用持针器抓持。

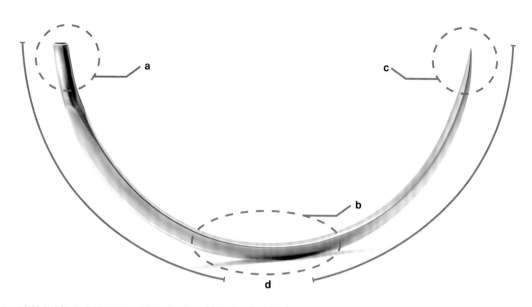

图2-6  缝针包括3个主要组件：针眼（a）、针体（b）和针尖（c）。针的长度（d）是针眼和针尖之间的距离。

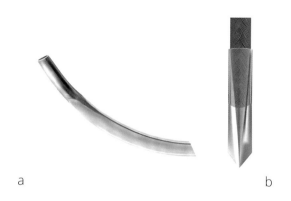

a

b

图2-7（a和b）  锻造针示例，是目前牙科中最常用的类型。针眼是针的一部分，形成一个环，用于牵拉缝线。针眼是针头的最弱点，不应使用持针器抓持。

闭眼针类似于家用缝纫针。针眼的形状可以是圆形、椭圆形或方形。闭眼针或法眼针的穿线过程是一项烦琐且耗时的任务。法眼针的后端有一个狭缝，以方便此操作。闭眼针和法眼针的一个问题是，当双股缝线穿过组织时，在组织中会形成一个更大的孔，导致更严重的组织创伤（图2-8）。此外，缝线可能会滑出针眼外，进一步延长操作时间。而针在重复使用后变钝，难以穿过组织。目前，几乎所有手术针均为锻造针。

在锻造针中，将缝线穿入针后端的槽中。使用这类针，组织通过的创伤性较小，因为缝针锻造端的直径与缝线的直径兼容。另外，闭眼针或法眼针每次牵引缝线穿过组织时都会导致伤口表面大于针的直径（图2-9）。

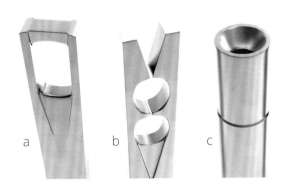

图2-8（a~c）　闭眼针（a）或法眼针（b）的穿线是一项耗时的任务，因为这类针的直径与缝线不兼容，穿过针眼时缝线厚度均匀增加。锻造针（c）已被广泛使用，上述问题已被消除。

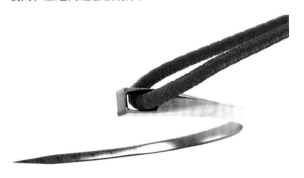

图2-9　由于针的直径和连接的线的直径不兼容，这类针每次在组织上造成的伤口表面比锻造针造成的更大。

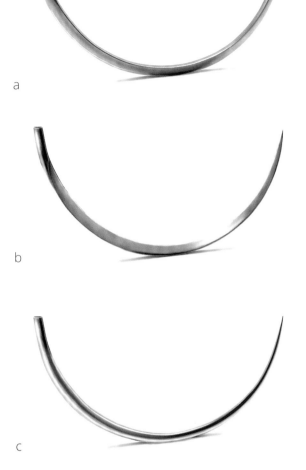

图2-10（a~c）　根据针体的横截面进行分类，即角形、圆形或铲形。横截面为三角形的角针，当三角形的尖端朝向针体弯曲的外侧时，被称为是反角针（a）。在使用这类缝针缝合时，缝针导致组织撕裂的可能性较低。当三角形的尖端朝向针体弯曲的内侧时，被称为正角针（b）。此类缝针可能会在缝合过程中损伤穿过的组织。具有圆形横截面（c）的针很难用持针器抓握，并且可以在组织内扭曲。

## 针体

　　针体是针的末端和针尖之间的部分。针体是手术过程中持针器夹持的部分。针体有多种形状（如三角形或圆形），每种针体均用于特定用途。在整个手术过程中，针体应能够保持其形状，并且在被持针器夹持时不会变形。

　　根据针体的横截面对其进行分类：常规角形、圆形或铲形（任何具有3个角以上的形式）。角针具有三角横截面，是牙科中最常用的类型。当三角形底部朝向针体弯曲的内侧时，被称为反角针（图2-10）。

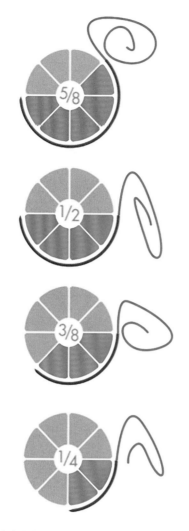

尽管缝针有直形和弯曲针体两种，但弯曲针体最常用于牙科。针体弯曲的曲率通过其弧与完整圆的比值来识别，即1/2弧恰好是完整圆的一半。这类针多用于预期进针点和出针点之间的距离较短时。另外，由丁3/8弧相对较宽的弯曲，在拉拢缝合中多作为首选。除牙科最常用的1/2弧和3/8弧外，1/8弧和5/8弧也可用于皮肤（图2-11）。

包括针眼、针体和针尖的整个针结构构成了针长度。针长度的选择取决于针将要穿过的组织层之间的距离、在特定手术时需要针到达的部位以及外科医生的经验。牙科中通常使用长度为10~22mm的缝针（图2-12）。

### 针尖

在牙科中，尖锐的针尖因方便通过组织，临床上最为常用。靠近针尖的三角形针横截面会逐渐变薄（图2-13a和b）。

图2-11 针体弯曲的曲率通过其弧与完整圆的比值来识别。1/2弧和3/8弧的针最常用于牙科。

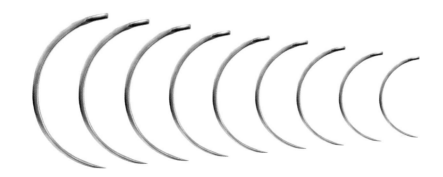

图2-12 针长度的选择取决于手术目的、组织厚度和手术部位入路。

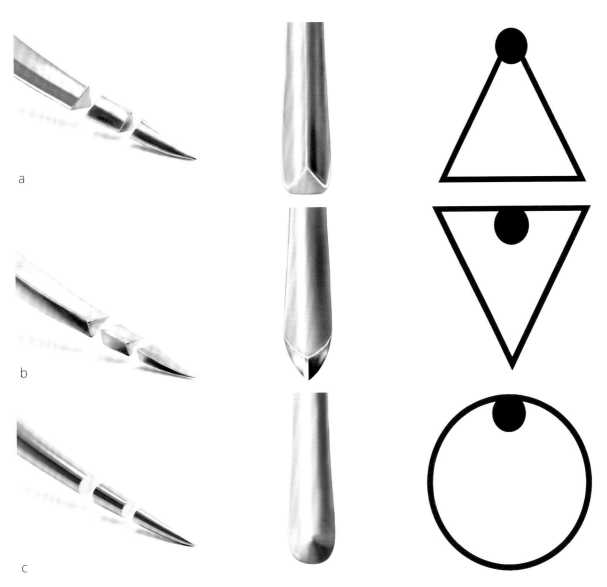

图2-13（a~c）　两种针都有尖锐的针尖，因此组织损伤最小。由传统角针（a）形成的软组织通道比反角针（b）更容易因缝线张力而撕裂，后者更能抵抗缝线造成的损坏。圆针（c）的横截面也向针尖点变窄。虽然圆针通过组织产生的通道不易破裂，但很容易在组织内部扭曲，阻碍手术进行。

尖锐的针尖可刺入并穿透组织。具有圆形或锥形横截面的针，越向针尖处变得越薄、越锐利。这类针主要用于非纤维化组织，以避免神经血管损伤（图2-13c）。钝针尽管在牙科应用有限，但另一方面可以用于不同组织层之间推进而不刺伤组织。

牙科缝针的选择是基于其曲率和横截面，尖针适用于所有口腔外科手术。建议使用3/8弧缝针进行牙齿间的缝合，使用1/2弧缝针来固定对位的黏膜边缘。所有缝针最好为反角针。

## 手持器械
## HAND INSTRUMENTS
### 持针器
Needle holders

持针器用于夹持手术缝针，引导其穿过组织。其主要目的是固定缝针，并确保其不会滑动。目前，市售持针器具有短、直、凹、凸、锯齿状或非锯齿状钳口。为增强夹持力而在非锯齿状钳口上增加的齿纹，通常会损坏或使缝线断裂。具有锯齿状齿纹的持针器更易于使用（图2-14）。

尽管目前市场上有多种类型的持针器，但根据其处理方式，将其分为3类。有各种带有指环手柄的持针器（有时被错误地称为止血钳），例如Mayo-Hegar、Crile-Wood、Webster和Collier（图2-15）。与大多数其他外科工具一样，持针器以设计它的外科医生命名。

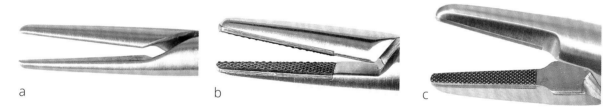

a          b          c

图2-14（a~c） 当使用细缝线时，建议使用具有非锯齿状钳口的持针器，以避免损坏缝线（a）。锯齿状钳口可能损坏3-0或更粗的缝线，但不会导致其断裂（b）。钳口和关节的碳化钨涂层可防止长期使用造成的持针器喙部的腐蚀（c）。

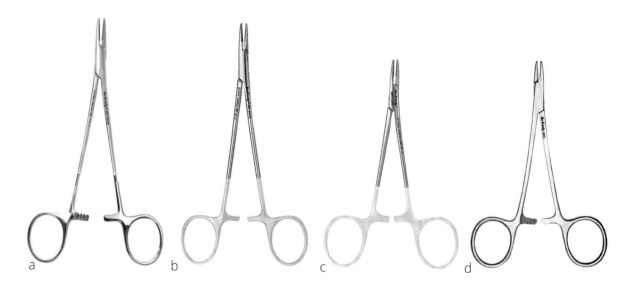

a          b          c          d

图2-15（a~d） 带有指环手柄的持针器有Mayo-Hegar（a）、Crile-Wood（b）、Webster（c）和Collier（d）等品种可供选择。虽然它们的手柄都是相同的，但它们的钳口不同，这取决于要使用的缝线和缝针。

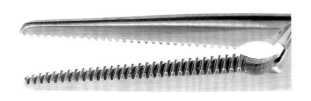

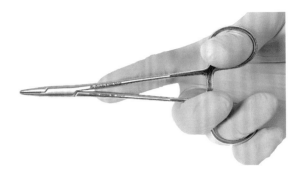

图2-16　止血钳的齿部结构比持针器更坚固。这允许止血钳通过施加压力完全止血，直到相关血管被结扎。然而，应始终牢记，这种表面结构可能损坏缝线。

图2-17　用拇指和无名指握持来平衡持针器，并用食指精确引导。通过这种方式，在针上施加最小的压力，以避免针在通过组织时遇到阻力而扭曲。

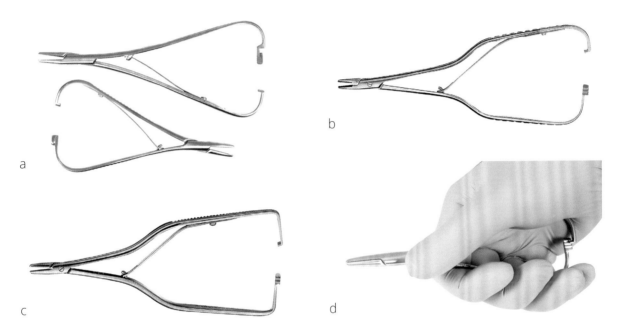

图2-18（a~d）　Mathieu（a）、Arruga（b）和Boynton（c）是最常用的掌握持针器，其中Mathieu最受欢迎。Mathieu持针器在高精度操作时需要用力，这容易导致手失去平衡（d）。

　　由于止血钳专门设计用于夹持血管以止血，特别是在出血部位，因此其抓取钳口与持针器有很大的不同（图2-16）。用拇指和无名指握住持针器，并用食指支撑（图2-17）。

　　另一种类型的持针器，称为Mathieu、Arruga或Boynton，设计为手掌握持（图

2-18）。Castroviejo持针器以执笔式握持，而不是手掌握持（图2-19）。原则上，带有指环手柄的持针器与手掌握持的持针器对于粗缝针和相对低精度的操作更方便，而使用5-0或更细的缝线或进行高精度操作时，执笔式持针器更实用。

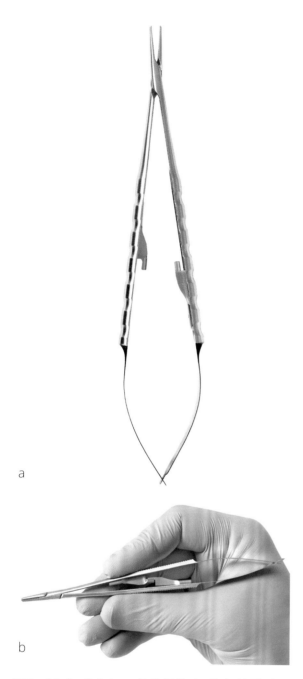

a

b

图2-19（a和b） 当使用较小/较细的针时，Castroviejo持针器更适合高精度手术，因为其可以以执笔式握持（a），允许外科医生从固定组织中获得支持（b）。

所用持针器的尺寸应与针的尺寸和直径相适应。使用支撑薄的、小的和精细的工作部位的持针器来夹持小的手术缝针。应使用较粗的持针器夹持较大的手术缝针，用于相对不太脆弱的部位。所使用手持器械的尺寸应与手术的位置相匹配。

如何使用持针器：

1. 应夹持于从针末端向体部方向1/3或1/2处。不应夹持在锻造端上或锻造端周围（缝线与针连接的点），因为这是缝针的最薄弱点（图2-20）。

2. 持针器钳口施加的压力过大，可能造成针永久变形。使用持针器锁定时，只需将其锁住即可。如果手持器械锁定后没有很好地夹持针头，则意味着持针器要么磨损，要么不适用于所夹持的缝针型号。

使用前确保持针器钳口可自由操作并正确锁定。始终使用持针器从组织中取出针，使用止血钳或任何其他器械将会损坏缝针。

## 剪刀
Scissors

剪刀主要用于修剪组织、剥离组织层和拆线。可以使用任何类型的剪刀进行拆线（图2-21）。

通常用拇指和无名指握住剪刀，食指应放在剪刀的关节上（图2-22）。

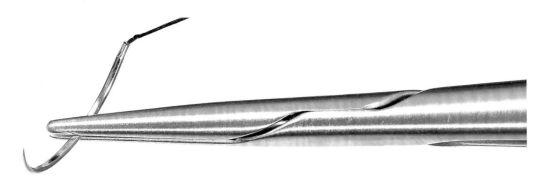

**图2-20** 理想情况下，应在针体中间准确夹持缝针。如果在手术过程中需要返回，外科医生应沿针体上移，到1/3处。如果超过该点，则存在挤压锻造端和移动缝线的风险。因此，不应将持针器固定在锻造端或锻造端周围，也不应将其固定在针尖附近的前端，因为这通常会导致针尖弯曲、断裂或变钝。

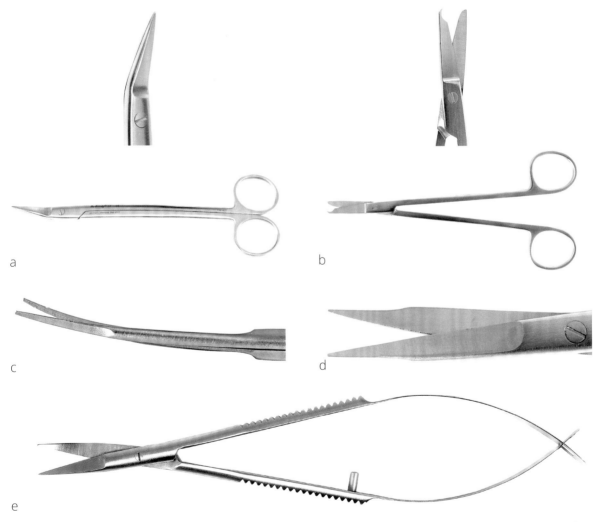

**图2-21（a～e）** 设计用于拆线的剪刀钳口以一定角度连接其主体（Dean剪刀）（a）。该角度有助于从牙齿近中或远中拆除线结。尖端可能是钝的，以防止组织损伤；或特殊设计，以在愈合时分离缝线和周围组织（b）。弯型组织剪可在拆线过程中防止损伤邻近组织（c）。但是，设计用于修剪组织和解剖分层的剪刀非常锋利、尖锐（d）。适用于拆除较小直径缝线的剪刀（e）。

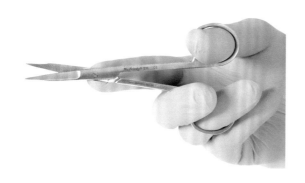

图2-22 使用剪刀剪断缝线时，用食指轻轻支撑器械关节，可以防止抖动。

## 组织镊
## Tissue forceps

组织镊多用于外科手术中抓取组织；也可用于牵拉和稳定组织，以方便观察或在缝合期间固定组织。外科组织镊有带齿和不带齿两种形式，可用于各种手术部位。虽然不带齿的组织镊对其抓取的组织损伤较小，但由于抓取力不足，组织可能容易滑脱。根据用途和使用区域，手持器械具有不同角度的各种尖端（图2-23）。

带齿组织镊的优点是可以在施加较小压力的情况下牢固抓取组织。然而，如果施加过多压力，镊子的锋利的齿可能会损坏被抓取的组织（图2-24）。

高精度组织镊专门设计用于目标点使缝针准确穿过组织（图2-25）。

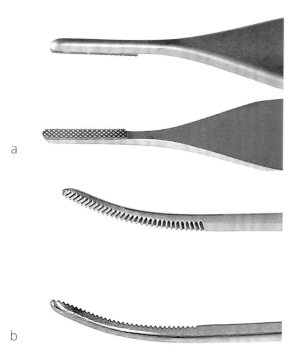

a

b

图2-23（a和b） 组织镊用于在缝线穿过组织时固定组织。有直型（a）和弯型（b）两种类型。这类镊子的尖端呈锯齿状，易于抓取组织，不会滑动。

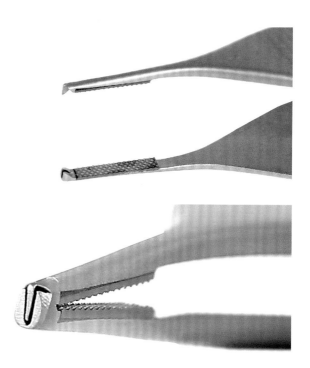

图2-24 带齿组织镊包括各种抓握结构，易于抓取组织。它能够做到这一点而不会使组织滑脱，但可能会对薄龈型组织造成损伤。

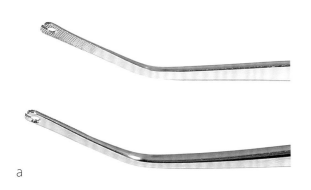 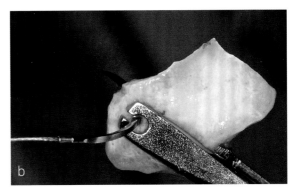

图2-25（a和b） 在最末端设计有一个导向孔的组织镊将有助于在所需的位置准确穿过缝线（a）。通过组织镊两个轴杆上相互对齐的孔穿入缝针，将有助于缝合，尤其是处理软组织时（b）。

## 组织黏合剂
### TISSUE ADHESIVES

由于市面上有缝线和吻合钉等机械措施，组织黏合剂在过去常常被忽视。然而，随着粘接材料的技术进步和改进，近年来这种情况发生了迅速的变化。由于黏合剂能够缩短美容和重建手术中的伤口闭合时间、外延拉力点，从而降低伤口边缘张力、移位和稳定较大组织瓣、覆盖暴露的组织以及稳定伤口，因此在伤口关闭中使用黏合剂的情况有所增加。

组织黏合剂应：

- 具有生物相容性和生物可降解性，不会对伤口愈合产生不利影响。
- 具有较高的组织黏附性和凝聚性。
- 固化时间方便，易于快速制备。
- 具有亲水性，允许在体温下的湿表面上操作。
- 具有与待黏附组织相似的弹性。
- 在固化过程中不释放热量。
- 在溶解过程中引起最小的炎症反应。

目前，没有单一种类黏合剂符合所有这些要求。

### 纤维蛋白黏合剂
#### Fibrin adhesives

由凝血酶和纤维蛋白原联合制成的黏合剂于20世纪40年代初首次使用。纤维蛋白黏合剂主要用于头颈部手术中大面积止血。尽管这类黏合剂在止血方面非常有效，但属于相对较弱的黏合剂。由于其所含成分数量较多，制备纤维蛋白黏合剂需要较长时间。这类黏合剂是具有完全生物相容性和可溶性的材料。

### 胶原和蛋白质基黏合剂
#### Collagen and protein-based adhesives

胶原和蛋白质基黏合剂利用结缔组织成分的交联特性，将这些材料开发为两相黏合剂。当胶原蛋白与戊二醛交联时，会形成防气和防水的蛋白质黏合剂。

它能与组织结合，尽管较弱，因此被认为是黏合剂或膜。然而，这类黏合剂也有许多缺点：

- 因为是从牛血清白蛋白中获取，可能会引起种属间疾病传播。
- 可能导致超敏反应，因为含有外源蛋白。
- 戊二醛用作交联剂，戊二醛是一种神经毒素。
- 需要很长时间才能被吸收/溶解，并引起高度炎症反应。

## 氰基丙烯酸酯黏合剂
### Cyanoacrylates adhesives

氰基丙烯酸酯黏合剂已用于一般伤口关闭很多年，目前越来越多地用于口腔。所有氰基丙烯酸酯的操作原理相同，即最初作为单体应用，并迅速转变为高分子量的多聚体。

尽管氰基丙烯酸酯是强效的抗菌黏合剂，但由于其具有疏水性，因此与严重的炎症反应相关。此外，它不能被生物吸收，其使用仅限于表面组织。尽管如此，它可确保伤口边缘的粘连牢固，使皮下组织正常愈合。氰基丙烯酸酯用于节省时间，并获得柔性和防水的伤口闭合。虽然主要用于较小的伤口，但也可以有效地关闭需要皮下缝合的较大伤口。在硬化过程中会有轻微的放热反应，但患者并不经常注意到这种热量。

## 聚氨酯黏合剂
### Polyurethane adhesives

聚氨酯黏合剂结合了许多有益的特性，使其成为生物医学用途的首选黏合剂。它与组织中的羟基和氨基产生反应，形成强烈的表面融合，还能在湿润环境中快速贴合。最近对来源于赖氨酸的组织黏合剂的临床研究表明，这类产品可能有助于深层组织覆盖。它是具有生物相容性、可吸收、无毒的材料，通过非常有效地关闭手术部位的伤口来提高手术成功率。聚氨酯黏合剂用于平整术区时效果最佳。它在大的创伤性伤口和大的软组织瓣中非常成功，并且还有助于减少死腔、预防血肿和血清肿（组织层之间的液体积聚）。

## 推荐阅读
## RECOMMENDED READING

[1] Dart AJ, Dart CM. Suture Material: Conventional and Stimuli Responsive. Comprehensive Biomaterials II, Volume 7. Elsevier, 2017:746–771.

[2] Asher R, Chacartchi T, Tandlich M, Shapira L, Polak D. Microbial accumulation on different suture materials following oral surgery: a randomized controlled study. Clin Oral Investig 2019;23:559–565.

[3] Buckley MJ, Beckman EJ. Adhesive use in oral and maxillofacial surgery. Oral Maxillofac Surg Clin North Am 2010;22:195–199.

[4] Burkhardt R, Lang NP. Influence of suturing on wound healing. Periodontol 2000 2015;68:270–281.

[5] Nelson WJ. Guide to suturing. J Oral Maxillofac Surg 2015;73(8 suppl):1–62.

[6] Silver E, Wu R, Grady J, Song L. Knot security – How is it affected by suture technique, material, size, and number of throws? J Oral Maxillofac Surg 2016;74:1304–1312.

# 第3章

# 缝合技术
## SUTURING TECHNIQUES

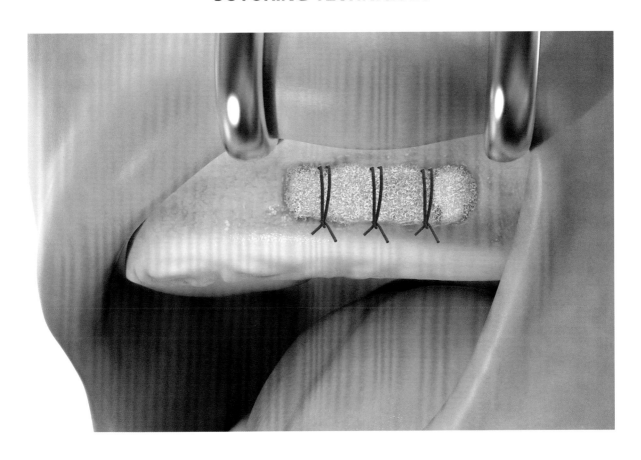

## 缝合的一般原则
## GENERAL PRINCIPLES OF SUTURING

伤口闭合对手术结果有重要影响。缝合时犯下的简单错误会损伤组织，使缝线断裂，丧失作用并且暴露伤口，导致手术失败。

虽然本章对缝合的一般原则进行了概述，但应记住，每次外科手术都是在特定手术情况下进行的。应该根据伤口愈合原则进行调整，以促进最佳的伤口闭合。因此，应根据特定情况，重新评估每次手术采取的缝合类型。

建议在手术计划过程中考虑以下建议。

### 缝线特征
Suture characteristics

■ 选择比要缝合组织强度弱的缝线，这样更有可能导致缝线断裂，而不是组织撕裂。因此，缝线的直径应与牙龈表型和/或手术类型相匹配。

■ 线尾不应损伤周围组织。为了防止这种情况，可把线尾留长。具有高形状记忆的单股缝线的线尾应比多股缝线的线尾长。

■ 在选择缝合和缝线的类型时，手术目的是非常重要的考虑因素，例如，对于伤口的止血缝合应选择多股缝线，另外就是缝线不能长久留存的，因此对于止血缝合，应选择一种具有高度线结牢固性的缝线，因为其主要目的是通过结扎血管周围组织来止血。同样，多股缝线应用于牵拉缝合，通过第一个结就可将组织固定在所需位置。

■ 为了促进愈合，闭合后保持创面无菌非常重要。因此，当在组织瓣下使用生物材料（即屏障膜、移植物或种植体）时，建议使用低毛细特性的单股缝线，这不会导致伤口内部和口腔之间的连通。

■ 除了针的长度，针的弯曲的曲率是另一个确定进针和离开组织的距离点的特征点。3/8弧缝针更适合牙间缝合，而1/2弧缝针更适合将两个相邻的黏膜边缘固定在一起。

■ 使用正角针或反角针可避免针头在组织中旋转或滚动。

■ 使用反角针可使脆弱和薄龈型组织的撕裂风险降至最低。

## 缝合技术
Suturing techniques

■ 缝线最好从可移动（可移动/非角化）侧组织开始，然后延伸到不可移动（固定/角化）侧组织（尽管存在例外情况）。

■ 通过组织所施加的力应与针的弯曲方向相同。

■ 用于组织瓣拉拢或重新定位或移位组织的缝合，以及用于固定伤口边缘的缝合不应合并在一条缝线中，而应单独进行。由于拉拢（移位或滑动）缝合对组织施加更大的张力，这将导致组织对位区的循环受损。由于张力方向与愈合伤口边缘方向相同，损伤会导致伤口部位血液供应不良。血液循环对于伤口边缘的愈合至关重要，如第1章所述。

■ 针头进针点应与伤口边缘保持安全距离，且不导致组织撕裂。由于术后水肿产生的张力，过于靠近伤口边缘的缝线可能会导致组织损伤。

■ 如果打结时组织开始变白，则表明线结过紧。这会危及血液循环，需要修改线结。

■ 虽然用一针穿入伤口两侧可能会加快手术速度，但并不一定要这样做。因此，如果一次进针不能穿透两侧，建议分别从两侧依次进针。

■ 不应施加过大的力，也不应在穿出组织时将针头旋转超过其弯曲。建议从另一侧提供一个相反的支持。当持针器平持针头刚穿出组织后，可以在施力点旋转针头。

■ 缝线应尽可能放置在角化组织上，因为其物理性能优于非角化组织。这可防止伤口边缘折叠或重叠。

■ 如果可能，线结应位于固定侧（即未翻瓣的一侧）。为避免菌斑堆积，不应将线结放置在切口线上。

■ 缝合应从前面开始，然后向后面进行，以确保在缝合时使用的组织镊和持针器不会挡住切口部位的视野。这种操作程序还可确保患者仰卧位时视野不会被出血影响。

## 操作安全
### Operational safety

- 患者最好佩戴护目镜。如果不能，则应要求他们在缝合时闭上眼睛。这在现代口腔操作中更为重要，因为大多数手术都是在视野放大的情况下进行的，外科医生完全专注于放大的工作区域。
- 如果强行穿入纤维组织或骨组织，缝针可能会弯曲。在这种情况下，缝合会导致金属疲劳和针头断裂。如果针头断裂，必须清除碎片，以确保组织层中没有残留。
- 使用过的外科缝针必须立即存放在利器废物箱中。

## 基于功能的缝合技术分类
### Function-based classification of suturing techniques

尽管外科手术需要事先计划，并遵守规则，但每一次手术都是在不同的具体情况下进行的。为了获得最佳伤口愈合的环境，根据需要进行调整很常见，事实上也是必要的。因此，根据缝合方式的适用条件以及不同类型缝线的优缺点，我们需要了解缝合的基本原理。

本章中的缝合技术根据其功能分类如下：
- 伤口关闭缝合。
- 用于对位伤口边缘的拉拢缝合。
- 悬吊缝合。
- 视野优化（组织牵拉）缝合。

- 生物材料或移植物的固定缝合。
- 用于固定外科敷料或填充物的缝合。
- 止血缝合。
- 定位缝合。
- 防止异物进入深层组织的缝合。
- 脓肿引流缝合。

## 伤口关闭缝合
## WOUND CLOSURE SUTURES

伤口关闭缝合用于闭合或密封伤口边缘而不留下间隙，确保伤口边缘的完美适应。可以是单一缝合或连续缝合。循环障碍会影响伤口边缘的愈合，对组织营养来源产生不利影响。伤口区缝线不应对组织施加压力，因为进针点的任何张力都会损害组织循环。因此，应注意确保伤口关闭缝合与用于拉拢伤口边缘的缝合不同。然而，伤口关闭缝合的缝线不应位于伤口边缘之间（即切口线），因为位于伤口边缘间隙的缝线可作为口腔内液体和微生物的通道（图3-1）。

### 间断缝合
### Interrupted sutures
#### 应用区域

间断缝合用于固定已经对位的组织。当拉拢组织关闭时，缝线张力可能会阻碍伤口边缘或周围的循环。

优点

操作简单，不需要有丰富经验。

缺点

因为缝线可单独起作用，在并排多条间断缝合的情况下，可能很难对齐组织。此外，

由于每条缝线都需要单独打结，操作持续时间长。在这种情况下，建议使用连续缝合。

技术

根据缝合的一般原则，首先用组织镊固定活动侧组织瓣。然后将手术针从黏骨膜瓣外表

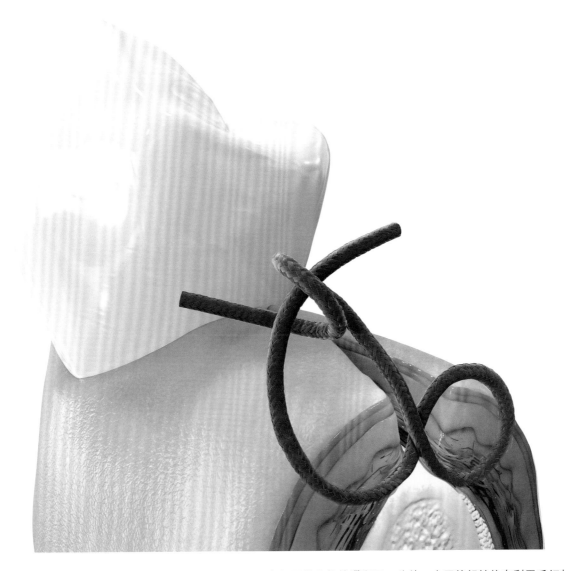

图3-1 留在伤口边缘之间的缝线会妨碍愈合，因为它们是微生物的滞留区。此外，由于编织结构有利于毛细特性的形成，因此可导致伤口内部和外部的连通。

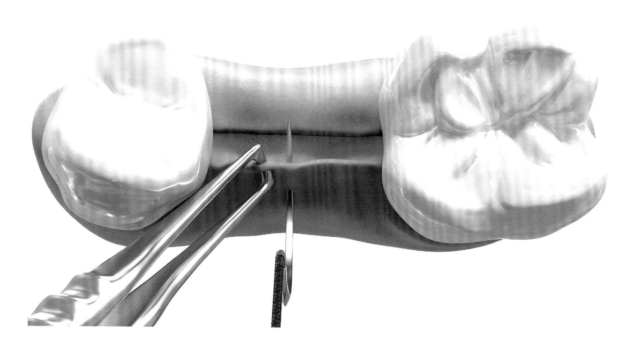

图3-2（a） 使用组织镊稳定可移动侧组织。然后将针以约90°的角度穿入组织，以减小来自组织纹理的阻力。

面以45°~90°的角度穿入组织，距离伤口边缘2~3mm，以避免组织撕裂。随后，针头通过黏骨膜瓣的内表面进针到伤口的另一侧，从外表面穿出。打结并牵拉到固定的一侧，确保线结不放置在切口线上。在剪断缝线时，应注意为多股缝线留一个3~4mm长的线尾，为单股缝线留一个7~8mm长的线尾（图3-2）。缝线之间的间距取决于所用缝线的粗细和组织本身的纤维化性质。一般来说，两条间断缝合的缝线之间的距离应为4~5mm，以保证组织的营养。当缝线直径变小时，可以将缝线彼此靠近。

应记住，间断缝合不应用于拉拢伤口边缘，而用于固定已通过褥式缝合拉拢的伤口边缘。不建议采用贯穿伤口边缘的间断缝合（图3-1），有时也称为"8"字缝合，因为它会对伤口愈合产生不利影响；另外，它可以用来固定两个黏骨膜瓣，以防止彼此重叠。贯穿伤口边缘之间的缝线，首先会导致伤口内外部之间发生不必要的交换，其次会导致伤口边缘之间存在异物，阻止伤口两侧的贴合。

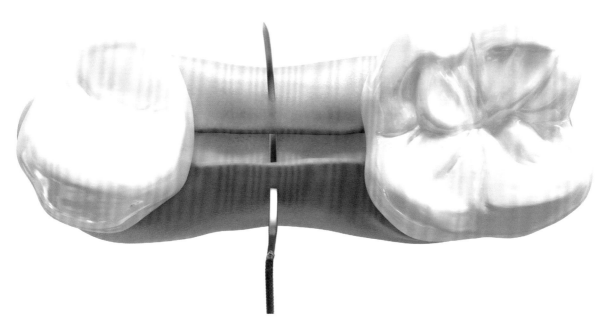

**图3-2（b）**　建议在伤口两侧用缝针分别穿入组织瓣。虽然可以同时抓住两侧，但这将导致相对于切口线的进针位置不准确。

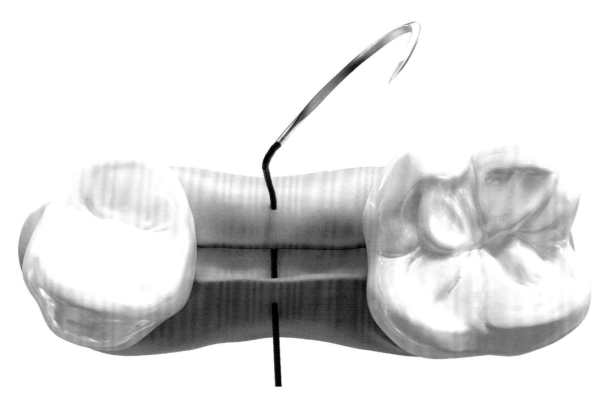

**图3-2（c）**　在不施加过大力的情况下，使用持针器将针向前推进，与伤口两侧保持相等距离，即进针点最好与两侧的切口线保持相等距离。手部不应直接施加力量，而应沿针的弯曲方向施加。

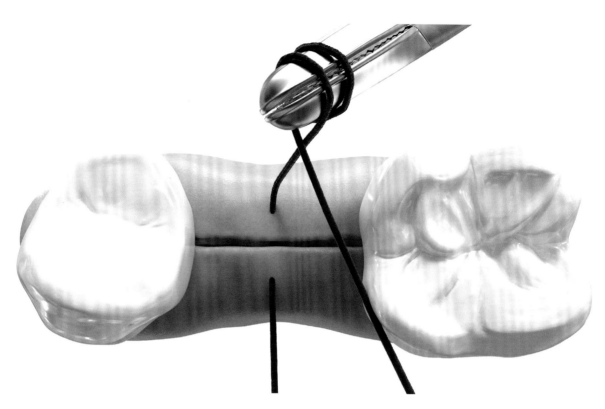

图3-2（d） 缝线的长端在固定的黏骨膜瓣处，短端（线尾）在另一侧。然后，将线沿顺时针方向绕着持针器尖端缠绕两次。

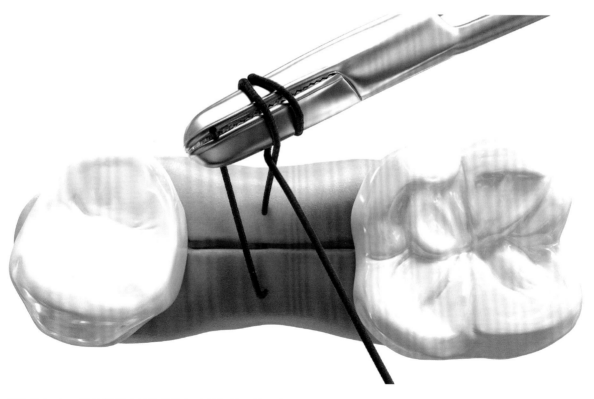

图3-2（e） 用持针器夹持缝线的短端并打结。第二个环必须反向进行，以锁住缝线。

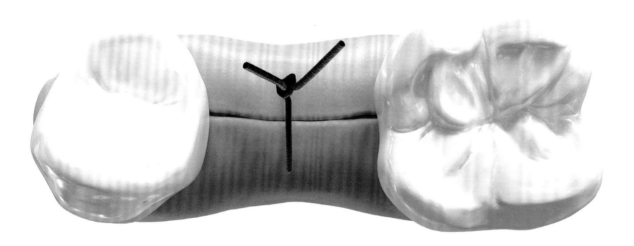

**图3-2（f）**　剪断线尾，为编织线留下4~5mm长的末端。单股缝线应留长线尾，以克服材料的塑性记忆。应使用间断缝合以无张力方式固定彼此接近的伤口边缘。

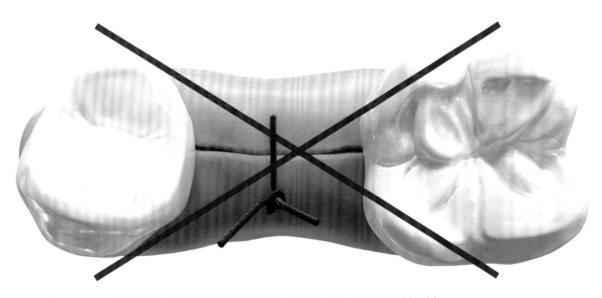

**图3-2（g）**　对于单侧翻瓣，应尽可能将线结定位在未翻瓣一侧，而不是翻瓣一侧。

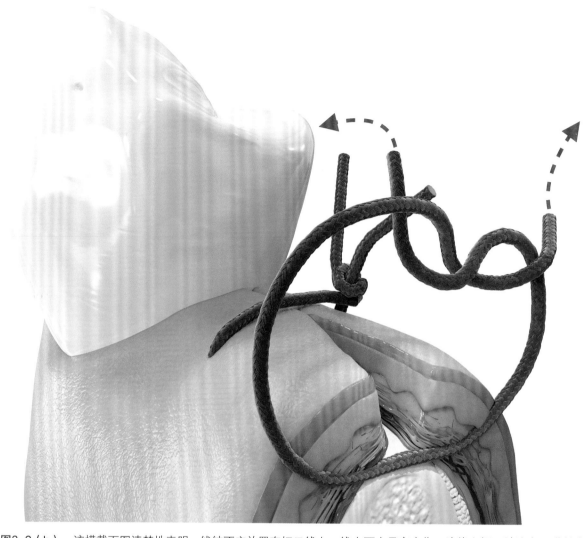

**图3-2（h）** 该横截面图清楚地表明，线结不应放置在切口线上。线也不应贯穿在伤口边缘之间。请注意，进针点在切口两侧的距离相等。

## 简单连续缝合和连续锁边缝合
Simple and locking continuous sutures

连续缝合是指在不打结的情况下多次进针伤口边缘的缝合方式。

### 应用区域

这类缝合主要用于连续多颗缺牙区，两个相对的黏骨膜瓣中只有一侧被翻开。

### 优点

连续缝合可以节省时间，因为省去了打结和剪线的过程。这种缝合的主要优点是组织上张力的平衡分布，因为组织的进针点在多个相反的位置。

### 缺点

双侧翻瓣（即两侧组织瓣）表现出高度的折叠倾向，尤其是在非角化组织中。如果在缝合过程中，缝线在任何一点断裂，操作程序就会变得更加复杂。在这种情况下，建议解开线环，打紧结，然后重新开始缝合。然而，在伤口愈合过程中发生的后期缝线松脱，可导致伤口较大的开裂。

### 技术

#### 简单连续缝合

这类缝合应视为重复的间断缝合，无打结。除了第一条缝线，其余间隔相等的间距进行缝合，而缝线不会被剪断。结通常打在第一个和最后一个线环上（图3-3）。

由于简单的连续缝合会导致组织边缘以一定角度轻微移位，因此不常使用。它虽然会造成轻度组织移位，但操作起来是便利的。当要避免组织的角度位移时，这种缝合的锁边模式（见下文）是理想的。

#### 连续锁边缝合

初始步骤包括简单的间断缝合。在放置此缝线并仅剪断线结的短线尾后，以类似于简单连续缝合的方式，在距离第一条缝线4~5mm处开始第二条间断缝合。在此阶段，在进行下一条缝合之前，将线穿过第一条和第二条缝线之间的线环，从而形成锁。重复此步骤，直到伤口边缘完全闭合。最后一条缝线不经过最后一个线环，只需将线的缝针端与线环固定一个结即可。线结最好放在固定的组织瓣侧（图3-4）。

这种缝合的关键点是每次都以相同的方向将针穿过线环。针穿过线环的方向决定了线环

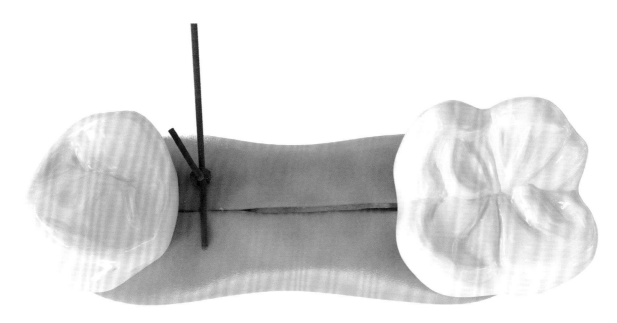

**图3-3（a）**　连续缝合以简单的间断缝合开始。在第一条缝线上打结锁定后，应将线尾剪断。

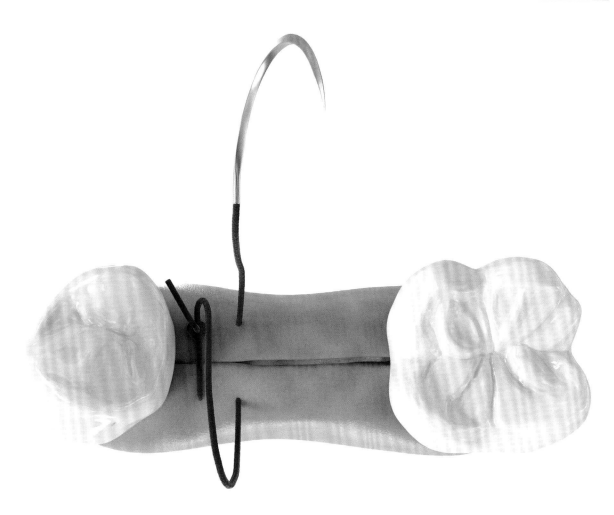

**图3-3（b）** 进行连续的简单缝合，直到伤口闭合，从活动侧组织开始，移动到不活动侧组织。应注意，保持各缝线之间的距离相等。

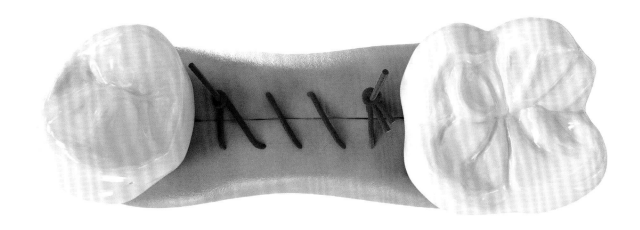

**图3-3（c）** 最终线环与线的缝针端相连。这个结应该打在组织瓣的固定侧，留下3条线尾。

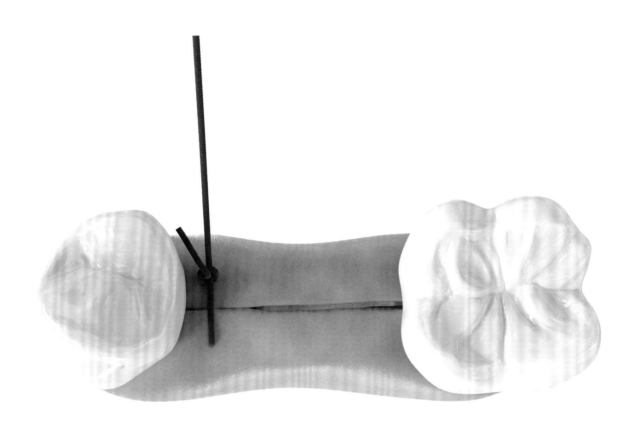

**图3-4（a）**　第一条缝线间断缝合。结在固定侧，打结后剪断短端线尾。

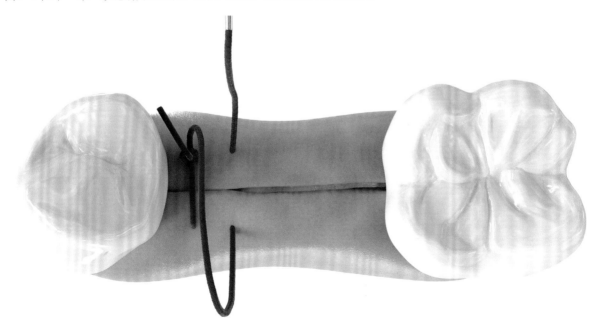

**图3-4（b）**　之后的缝线从伤口的活动侧向固定侧开始。两条缝线之间的线环留长而松。

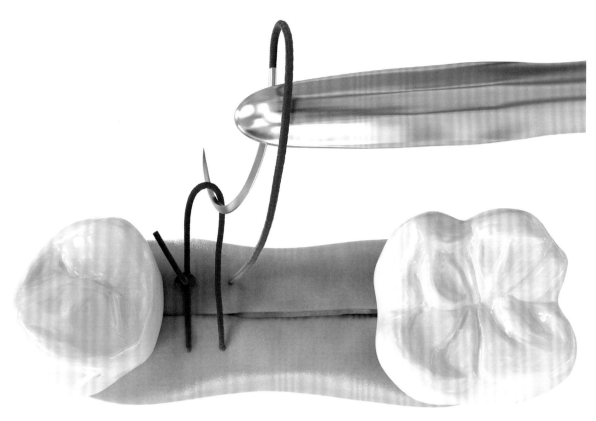

**图3-4（c）** 然后将针穿过第一条和第二条缝线之间的长线环，从而形成锁。

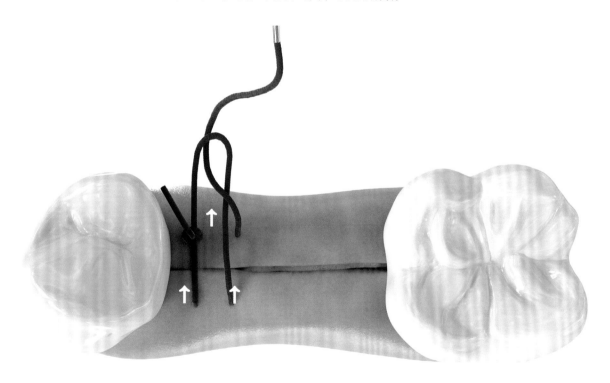

**图3-4（d）** 将缝线拉到固定侧（箭头所示）将锁朝该方向移动。针线穿过线环的路径决定了它们将锁存留在哪一侧。线环最好放在伤口的固定或角化组织侧。如未能保持线环交叉在相同方向，将导致线环位于另一侧。

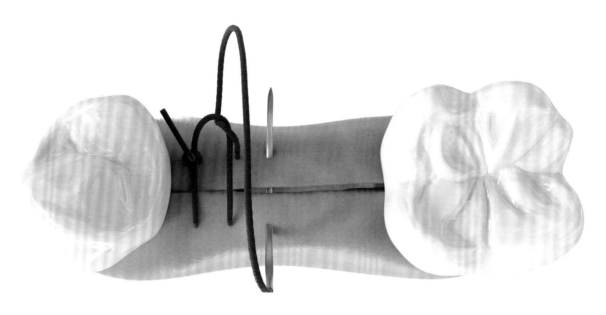

**图3-4（e）** 放置每条缝线后，将针以相同方向穿入组织。

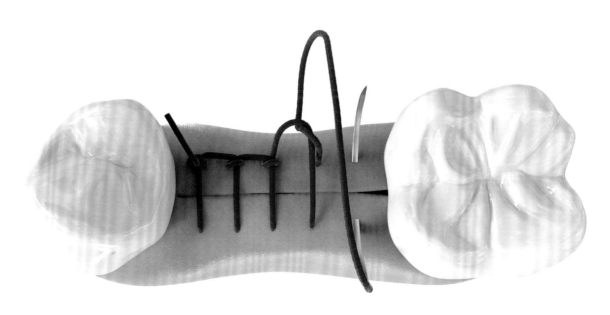

**图3-4（f）** 每次在固定侧放置锁边，并以相等间距重复该程序，直到切口末端。

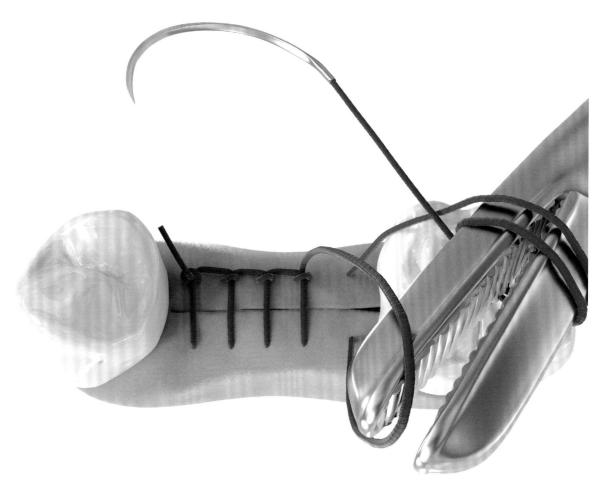

图3-4（g） 一旦进行最终缝合，固定侧的单线绕持针器顺时针转动两次。然后夹住线环中间进行打结。

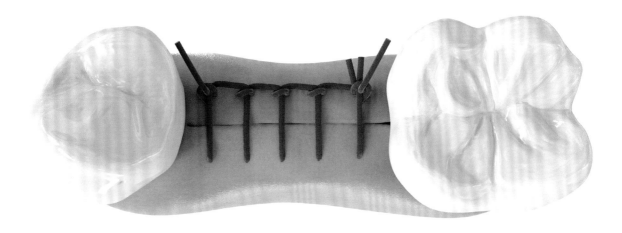

图3-4（h） 原则上，伤口是用重复的简单缝合闭合的，除第一个和最后一个线尾外，没有剪断缝线。锁最好放在伤口未翻开或角化的一侧，因为该侧更耐刺激。

所在的一侧。改变此方向将导致线环位于切口的另一侧（图3-5）。

## 角形缝合
## Corner sutures

### 应用区域

角形缝合用于水平切口的末端，特别是在连续缺牙区，并在连续缺牙区进行了松弛切口。角形缝合用于将张力均匀分布到伤口的3个边缘，从而有助于改善局部组织循环。虽然可以用单独的间断缝合闭合这些组织瓣，但裂开的三角形部分通常处于可动状态，可延迟愈合。角形缝合可解决这一问题并提高角形区域的组织瓣适应性。

### 优点

这类缝合将组织固定在一起，将缝线张力均匀分布到伤口的3个边缘，有助于更好地定位组织，并省时间。

### 缺点

在黏膜表型较薄的情况下，很难应用这种缝合方式。

### 技术

与一般缝合原则相反，首先，将针头穿入其中一个长伤口边缘（不是切割形成的三角形边缘），从外表面穿入组织，内侧穿出。然后，将针头从主切口翻开后留下的三角形组织瓣尖端沿箭头方向穿过。该处缝线走行在结缔组织中，不与上皮细胞接触。通过这种方式，切开形成的三角形尖端被拉向两个主要组织瓣相交的方向。之后，第三面和对侧组织瓣从内表面横向穿到外表面。缝线有效地将所有3个边缘拉在一起，并向每个边缘施加相同的张力。最后，通过一个线结锁住缝线。该缝合可与其他缝合结合使用，如简单连续/连续锁边缝合或间断缝合。这类缝合建议使用单股细缝线，因为三角形组织瓣的尖端通常非常薄且易碎（图3-6）。

## 用于对位伤口边缘的拉拢缝合
## DISPLACEMENT SUTURES FOR APPROXIMATING WOUND MARGINS

### 应用区域

良好的局部组织循环或血供是伤口顺利愈合的主要因素。持续对组织施加张力会损害组织循环。因此，伤口边缘的缝线会压迫愈合区域，从而对愈合产生不利影响。出于这个原因，首先需要使用不会在愈合边缘引起压迫的缝线来拉拢组织。然后应用间断缝合封闭伤口，以最大限度地提高组织的愈合潜力。使张力缝线远离愈合伤口的边缘，这将有助于消除缝线在张力下造成的压迫。因为伤口边缘处的缝线不会承受任何负荷，所以会有利于组织的被动适应。

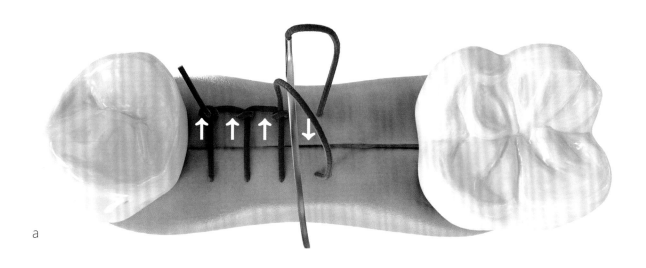

a

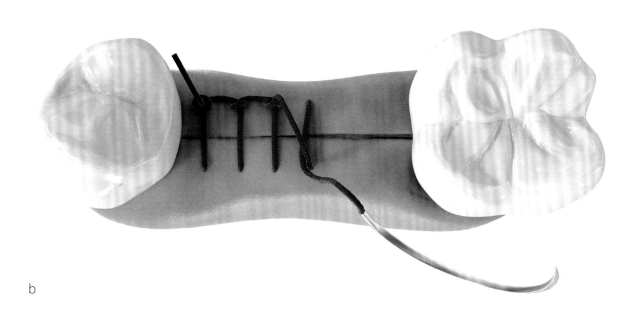

b

**图3-5（a和b）** 确保通过组织和线环的穿入方向始终从活动侧到固定侧。如果针穿过线环的位置发生变化（a），则线结会错误地转移到组织瓣的活动侧（b）。

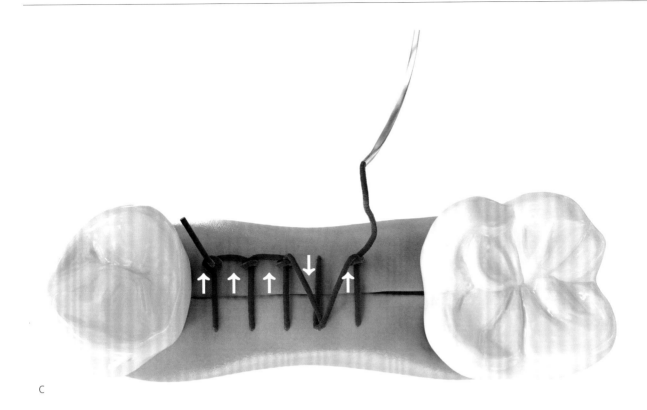

c

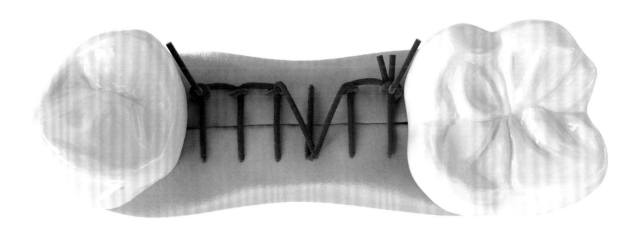

d

**图3-5（c和d）**　可通过在下一条缝线中从活动侧穿过固定侧来校正，从而使线结再次在固定侧结束（c）。然而，这样的校正会导致最后的缝合不规则（d）。这种不规则性会导致更多的线在伤口边缘堆积，从而为菌斑堆积创造更多的滞留区域。

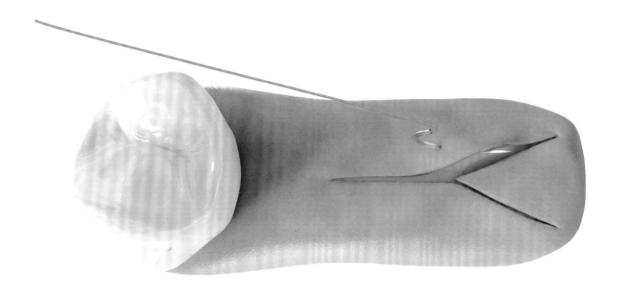

**图3-6（a）** 将针从组织瓣的外表面穿入组织瓣的内表面，平行于主切口，从对应的松弛切口离开。虽然这可以从切口的任意一侧开始，但从一个长伤口边缘开始（与形成的三角形边缘相反），可以更容易地进行下一个（困难的）操作步骤。

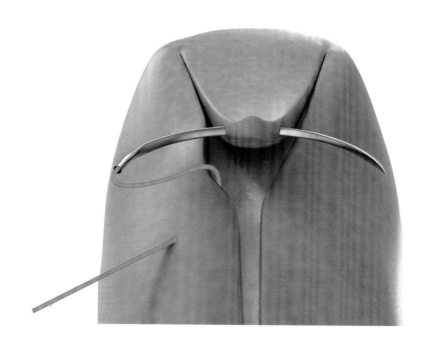

**图3-6（b）** 将针头穿入黏膜下组织，留在组织瓣内表面，而不触及上皮表面。由于该组织的体积有限，因此建议使用较细的缝线。

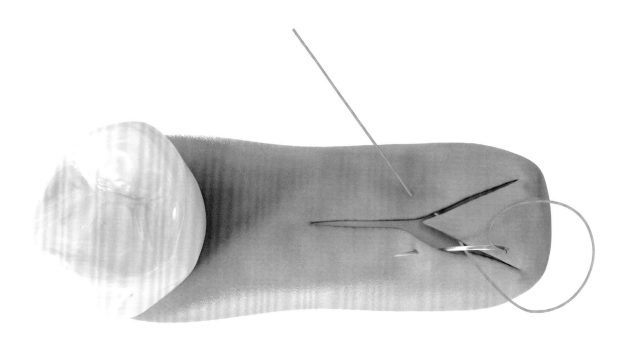

**图3-6（c）** 然后在主切口的另外一侧将针从内向外穿入。

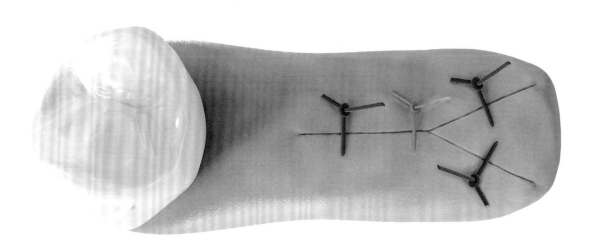

**图3-6（d）** 所有边缘必须通过辅助缝合达到相互贴合。

方形缝合因其穿过组织4次，组织的穿刺点形成方形而得名，进针点形成方形。褥式缝合的设计灵感来源于以前床垫工匠的缝合方式，因此而得名。虽然这种技术多种多样，但基本上分为两大类：垂直褥式缝合和水平褥式缝合。如果组织厚度足够，且组织倾向于向内卷曲或垂直向滑动，则使用垂直褥式缝合。它在牙科中的用途非常有限。水平褥式缝合可以是简单型，也可以是交叉型。交叉型便于轻松拆除缝线。然而，对于简单型，在黏骨膜瓣松弛和对位的地方，由于术后水肿，线尾嵌入组织中很难找到。

## 优点

在这种技术中，松弛和移位的组织不是从一个点贴合的。这将在每次进针时均匀分布张力。此外，两个伤口边缘可以通过面状接触而不是点状接触，通过增加结缔组织接触面来增强边缘的血液灌注。应记住，应适当松弛黏骨膜瓣，以便移位缝合。

## 缺点

这种缝合的唯一缺点是缝线容易因术后水肿而嵌入组织中。这使得拆除缝线变得困难，这对患者来说也是痛苦的。这一缺点可以通过延迟拆线或使用交叉水平褥式缝合来解决。

## 技术

### 垂直褥式缝合（vertical mattress sutures）

意大利外科医生Mario Donati博士是第一个应用这种技术的人，它也被称为多纳蒂缝合术（Donati sutures），用于较厚的组织瓣。它被称为垂直的，不是因为缝线穿入组织中的彼此的进针点的位置，而是由于缝线跨过中线切口的位置，以避免各层的重叠。在学习阶段，"远—远—近—近"的口诀可用于记忆针头穿入组织的位置，指示缝针穿透组织的顺序。虽然这类缝合在口腔手术中不常用，但它可用于磨牙后的较厚组织或厚腭侧瓣的龈乳头。这类缝合在组织之间穿过时需要厚组织生物型（图3-7）。

### 水平褥式缝合（horizontal mattress sutures）

水平褥式缝合在切口两侧有两个进针点。它主要用于消除伤口边缘的张力，从而确保关键区域有足够的血液供应。如果黏骨膜瓣下方有屏障膜，缝线在黏骨膜瓣下的部分有助于更好地固定屏障膜。这种缝合能使伤口边缘外翻，从而增加伤口两侧结缔组织表面的接触面积。然而，仍然需要伤口关闭缝合来封闭伤口边缘，多使用间断缝合或连续缝合技术（图3-8）。

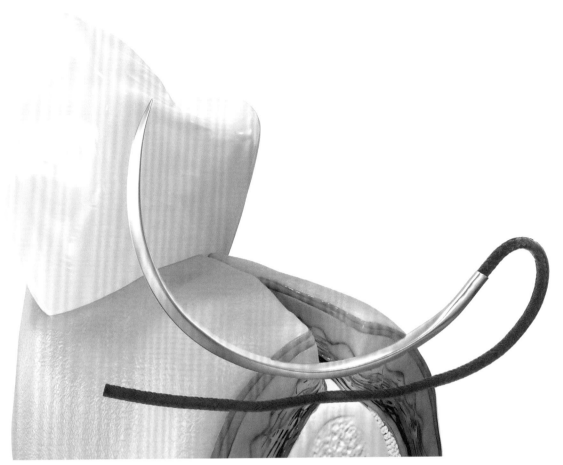

**图3-7** 从活动侧开始，针头在远离伤口边缘的一点穿入组织，在组织瓣切口侧穿出，但位于组织瓣内侧。缝线横穿入组织瓣的另一侧，距组织瓣边缘的距离与对侧相当。至此，"远—远"步骤已经完成。然后，在靠近切口的点进针，保留靠近组织面的切口组织。最后，针以相似的深度在相应的边缘穿入，并比切口的第一进针点更靠近边缘。这是"近—近"步骤。由于拉力分布在4个不同的进针部位和两个垂直水平，这种缝合可防止组织重叠及其对营养的损害。

## 交叉水平褥式缝合（locking horizontal mattress sutures）

交叉水平褥式缝合，也称为劳雷尔-戈特洛缝合（Laurell–Gottlow sutures），是水平褥式缝合的改良，带有缝线的交叉，可防止缝线嵌入组织中。这种缝合是通过用针头穿过第二次和第三次进针点之间的线环，然后将其与线尾打结在一起。建议使用额外的间断缝合，以避免因缝线的交叉锁结而将组织向中心拉扯，导致远中拐角处黏膜开裂（图3–9）。

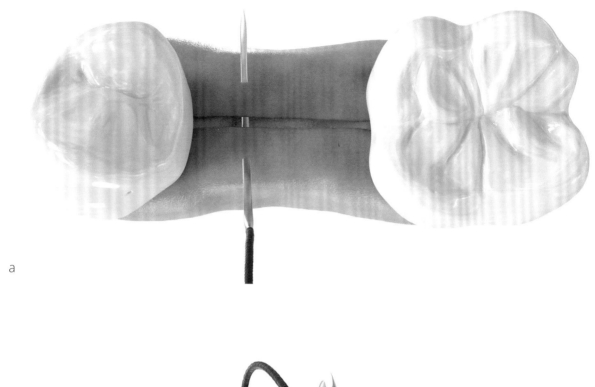

a

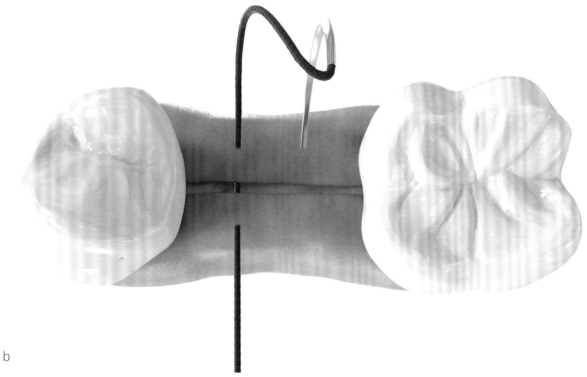

b

**图3-8（a和b）** 第一步与简单缝合完全相同，针从活动侧的组织瓣外表面进针，从另一侧的内表面再进针（a）。在不打结的情况下，针向前移动到下一个缝合位置，在两者之间留下一个线环（b）。

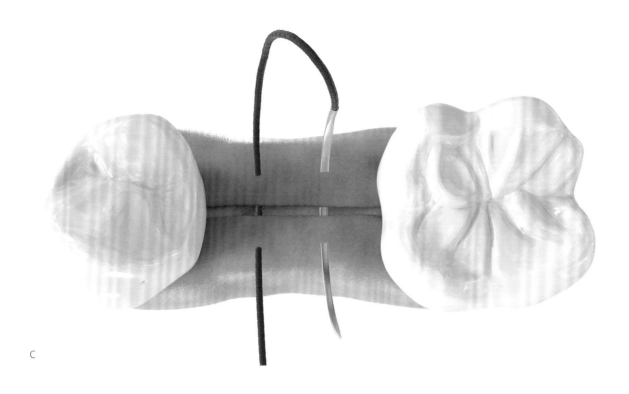

c

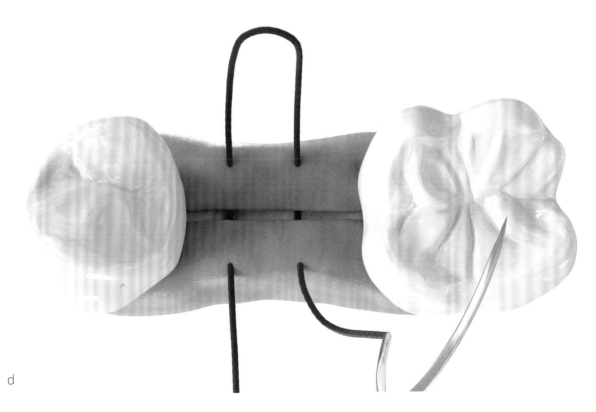

d

**图3-8（c和d）**　第二条缝线就位后，两条缝线之间形成一个环。该环可用于结扎一个标记线（图3-8f）或用于交叉（图3-9）。

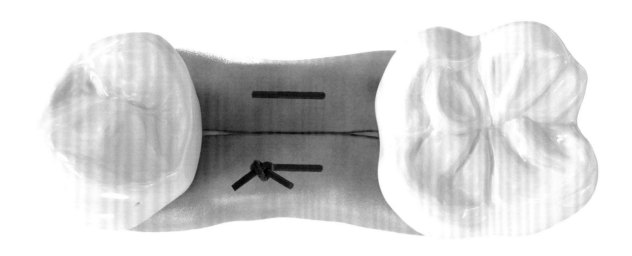

**图3-8（e）** 通过打结固定缝线。然而应记住，由于术后水肿，该缝线可能嵌入软组织，难以取出。

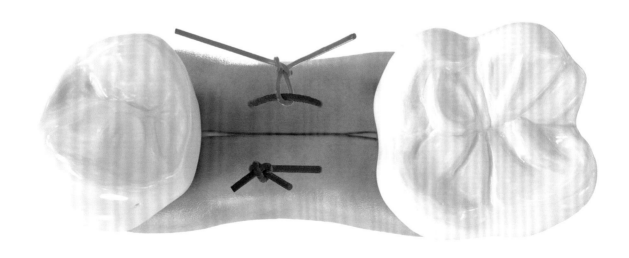

**图3-8（f）** 可以将不同颜色的线系在线环上，以克服缝线嵌入的问题，从而更容易定位缝线并将其拆除。另一种选择是使用该缝合的交叉版本。

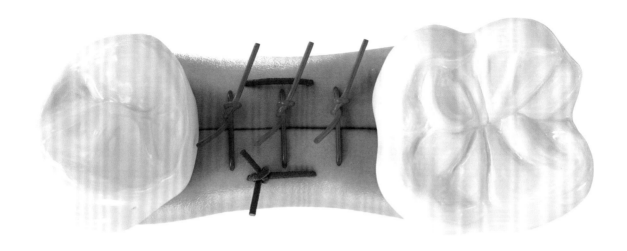

**图3-8（g）**　虽然褥式缝合可拉拢伤口边缘，但它不能封闭切口。伤口需要用简单或连续间断缝合进行封闭。

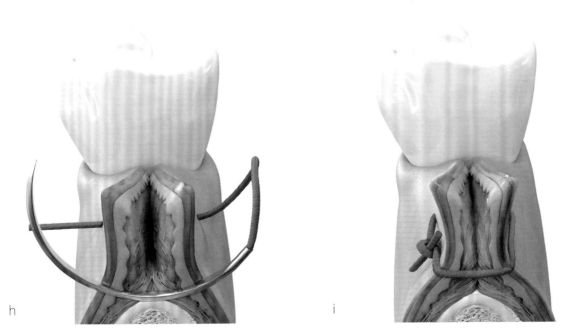

h

i

**图3-8（h和i）**　针头的进针位置需要远离伤口边缘，从而拉拢组织以增加组织瓣的接触面积。此外，这有助于临床医生找到一些自由空间来放置间断缝合，以关闭伤口边缘。

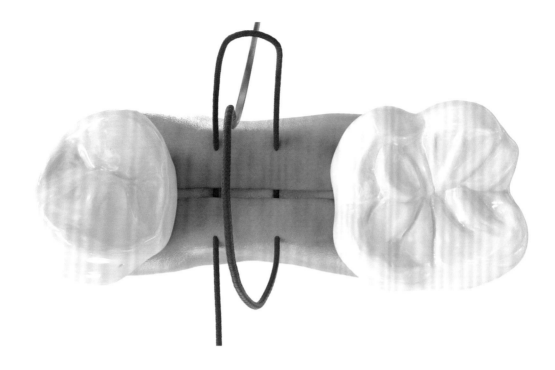

a

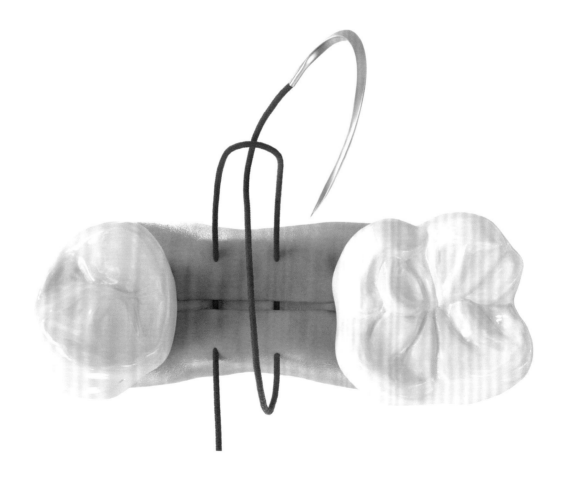

b

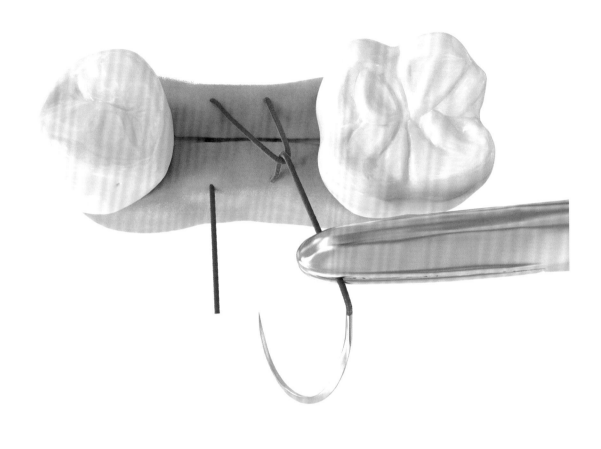

c

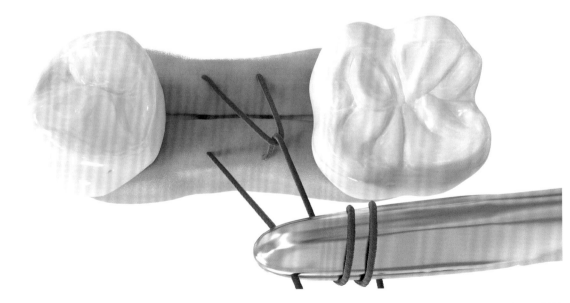

d

**图3-9（a~d）**　交叉水平褥式缝合。按照与水平褥式缝合相同的步骤进行。在锁定缝线之前，缝针穿过另一侧的线环形成交叉。

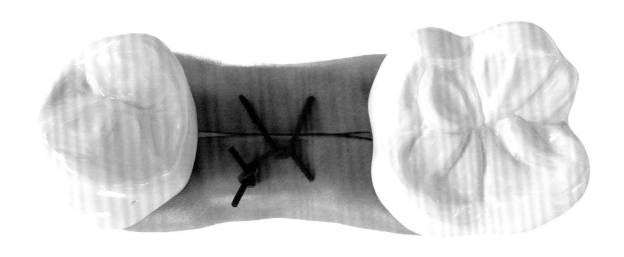

**图3-9（e）**　将交叉锁结拉向活动侧并打结。

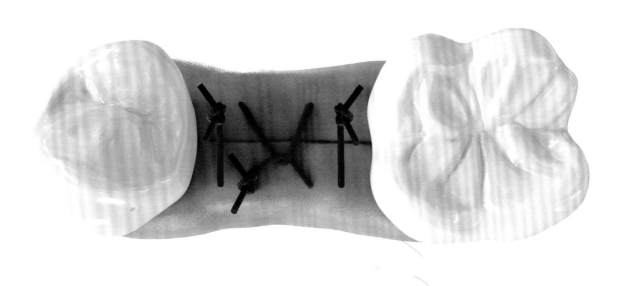

**图3-9（f）**　交叉缝合的原理相当于在简单水平褥式缝合的基础上增加了间断缝合。然而，中心拉力会导致组织瓣远中转角的开裂。这个问题可以通过在这些转角处使用间断缝合来解决。

# 悬吊缝合
## SLING SUTURES

悬吊缝合可使软组织通过牙齿、接触点、托槽甚至树脂修复材料的锚固点进行固定。

### 应用区域

有两种主要类型的悬吊缝合。第一种类型用于将组织定位在其原始位置，这时缝线或组织没有张力。第二种类型用于组织冠向复位，缝线和组织都会产生张力。这需要采取必要措施，来克服与这种张力有关的问题。

### 优点

在不进行冠向推进且一侧组织瓣翻开的情况下，悬吊缝合简化了操作。在这种情况下，缝合需要在牙齿两侧有两个龈乳头。缝合可以进一步延伸到其他龈乳头作为连续的缝合。单悬吊缝合的定位能力相当于两条间断缝合的定位能力，这节省了时间，简化了外科医生的操作，因为不需要到非翻瓣侧组织进针，对伤口愈合产生了积极的影响。当用于重新定位组织时，缝线会将组织牵拉至锚固水平。在这种张力状态下，在离伤口边缘较远的地方有两处进针，可以改善局部的血液供应。

### 缺点

在缝线处于张力的情况下，单点进针的组织瓣会影响血供。咀嚼功能对锚固点（如果使用）的影响将使缝线松动。因此，在建立锚固点之前，必须检查咬合是否存在早接触。

### 技术
#### 单侧翻瓣时使用

这种技术只能在牙槽嵴一侧翻起组织瓣时使用。它需要至少两个相邻的龈乳头。这类缝合可以节省时间，因为它在颈部只需要一个结就能悬吊起两个相邻的乳头。缝线应在龈乳头底部与两个龈乳头接合，且不应穿过另一侧（腭侧或舌侧）的龈乳头。无须单独缝合，因为缝线的悬吊部分使龈乳头适合牙间间隙（图3-10）。

#### 使组织冠方复位

与术前位置相比，悬吊缝合通常用于冠向复位牙龈以覆盖牙龈退缩区域。虽然有几种不同的技术，但基本原理是在两点固定组织瓣，以避免由于牵拉缝线产生的张力而导致血供受损。这两点应与伤口边缘保持安全距离。在这种技术中，邻面骨可提供固位支持。因此，冠方复位的范围取决于邻面骨的高度。但这不是

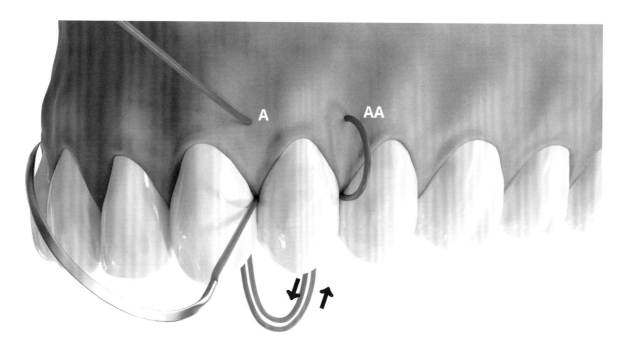

**图3-10（a）** 悬吊缝合将两个相邻的龈乳头固定在牙齿颈部。它从一个龈乳头（A）的基底部穿入，从牙间间隙穿过到达腭/舌侧，而不穿入腭侧龈乳头。沿着牙齿腭/舌侧的牙齿颈部走行后，缝线转移到相应牙间隙的前庭侧，而不穿入组织中。然后，缝线进针相邻侧的龈乳头（AA）中，缝线沿着同一路线返回起始点（A）。

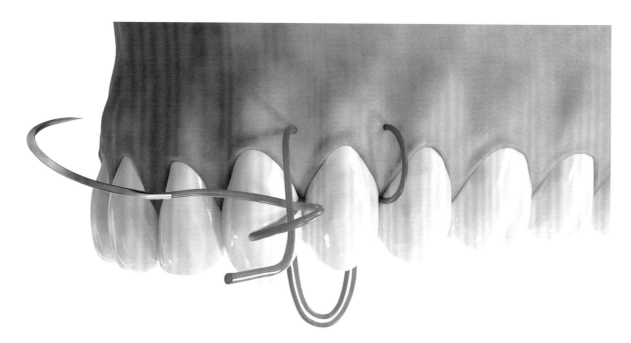

**图3-10（b）** 将缝线移回起始点后，不应在此点后再次穿入软组织。这里最常见的错误是再次从组织瓣进针。通过外科结打结。

一种伤口闭合缝合方式，还需要通过间断缝合来闭合伤口。由于这种缝合的主要目的是将组织重新定位在不同的位置，因此必须记住采取必要的措施来释放组织瓣的张力（图3-11）。

## 视野优化（组织牵拉）缝合
## VIEW-ENHANCING (TISSUE RETRACTION) SUTURES

### 应用区域

视野优化缝合用于牵拉黏骨膜瓣，可以更好地暴露手术区域。它是暂时性的；因此，希望这种缝合第一个结打结后就立即发挥作用。

这类缝合主要用于术区视野不良的操作中，如牙周再生手术中至关重要的止血操作、外科切除刺激性纤维瘤和上颌窦提升程序。在对全身麻醉患者进行手术时，还用于使牵拉舌头远离操作区域。

### 优点

这类缝合可以控制出血，并有助于通过保持术野的清晰来防止额外的损害。它还有一个额外的优点，那就是解放了外科医生的一只手，否则这只手会被用来握持器械。从而改善了外科医生的操作环境，减少疲劳。

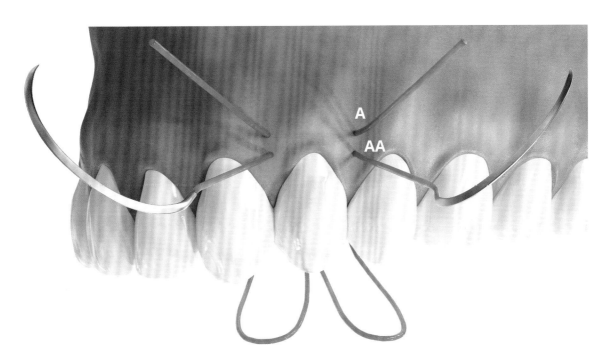

**图3-11（a）**　该图显示了两条单独的缝线，将软组织冠向复位，以覆盖前磨牙的牙龈退缩。缝线初始进针点（A）位于离龈缘的安全距离处，因为用线结锁紧缝线会对组织施加张力，进而会阻碍该方向的血液流动。缝线从外侧到内侧穿过组织瓣，从龈乳头底部穿过牙间间隙，从腭侧龈乳头底部穿出。针头从同侧龈乳头的根方重新穿入，进针点靠近针头离开的地方。然后，它穿过牙间骨，在龈乳头下方到达唇颊侧，从颊侧瓣的内表面到外表面，从缝合开始的位置（AA）穿出。与其他悬吊缝合一样，该缝线由邻间牙槽骨的高度支撑，而不是由牙齿的颈部固定，这意味着冠方的移位受邻间骨水平的限制。缝线穿过组织内部的点是位于垂直面上的，因此可获得组织垂直位移。

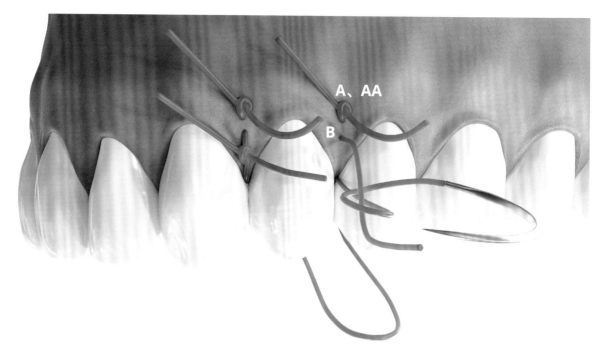

**图3-11（b）**　通过褥式缝合冠方复位的龈乳头通过间断缝合进行关闭（B）。

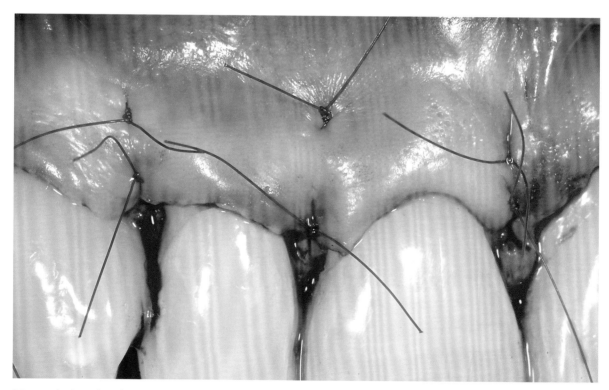

**图3-11（c）**　这张临床图像显示褥式缝合将组织瓣重新定位到冠方，并附加间断缝合闭合伤口。至关重要的是将褥式缝合置于龈乳头底部，与伤口愈合区域保持安全距离，并在被动复位的龈乳头处使用间断缝合。冠方移位程度的两个决定因素是邻面骨水平和褥式缝合穿入组织瓣的进针点。缝线张力过大，将组织瓣移向冠方，将导致缝线嵌入组织中。为确保顺利愈合，缝合乳头伤口尖端的间断缝线应无张力。

**缺点**

这类缝合会在组织中产生新的进针点。粗心大意可能导致组织因张力过大而撕裂。

**技术**

由于其承载性和临时性，多股缝线主要用于这类缝合。可以使用相邻的软组织作为支撑点，以持续拉动其附着的组织，或者通过将线缠绕在相对的牙齿上来实现牵拉。如果需要从口腔外部牵拉，也可以在线尾处夹持一个手术工具。建议使用至少3-0缝线，将缝线设计在距离伤口边缘至少6~7mm的位置，以避免组织瓣因张力而撕裂（图3-12和图3-13）。

## 生物材料或移植物的固定缝合
## FIXATION SUTURES FOR BIOMATERIALS OR GRAFTS

基本上，生物材料或移植物的固定缝合是褥式缝合的改进，用于将移植物或生物材料固定在所需位置和/或施加恒定压力以促进愈合。如果不打算拆线，则应使用可吸收缝线。

### 屏障膜的固定缝合
### Membrane fixation sutures
**应用区域**

这类缝合主要用于固定放置在骨替代品上的屏障膜。进行有效的屏障膜固定缝合有一些

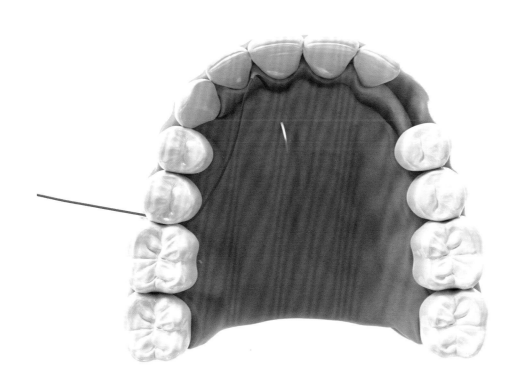

**图3-12（a）** 缝针在距翻开组织瓣龈缘至少6~7mm处进针。

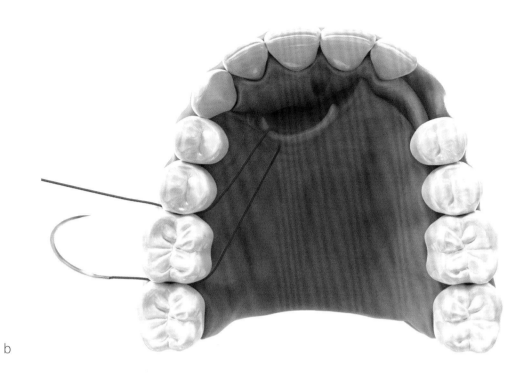

b

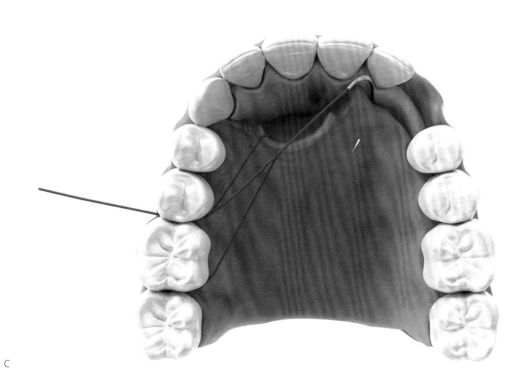

c

**图3-12（b和c）** 第二针将增强固定效果，从而有助于防止组织撕裂。

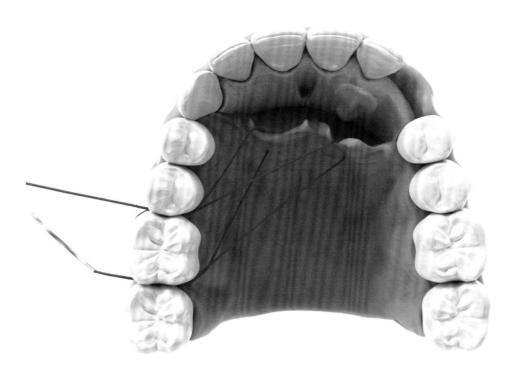

**图3-12（d）** 拉动缝线两端，以翻开组织瓣并将其保持在所需位置。缝线固定在牙齿或任何不会受缝线张力影响的解剖特征上。

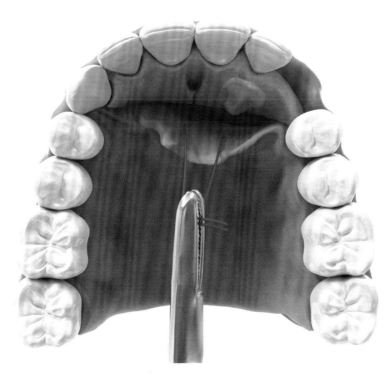

**图3-12（e）** 牵拉组织瓣的缝线也可由持针器固定和拉动。

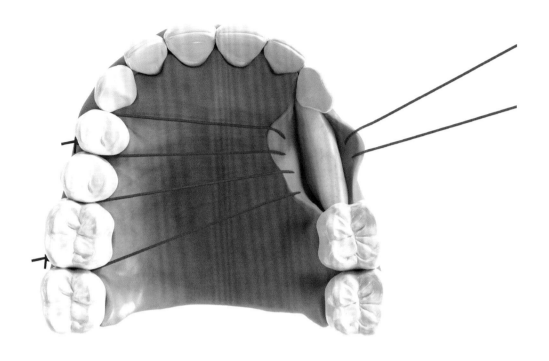

f

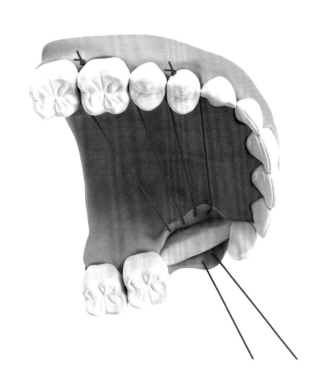

g

**图3-12（f和g）** 如果单点牵拉组织无法提供足够的工作视野，则可使用额外的牵拉线。在用作固定点的牙齿之间留一段距离可牵拉更多的组织。也将防止缠线的风险，如果发生缠线将浪费操作时间。同样，在另一侧翻开的组织瓣可固定在颊侧，为外科团队提供舒适的手术区域。

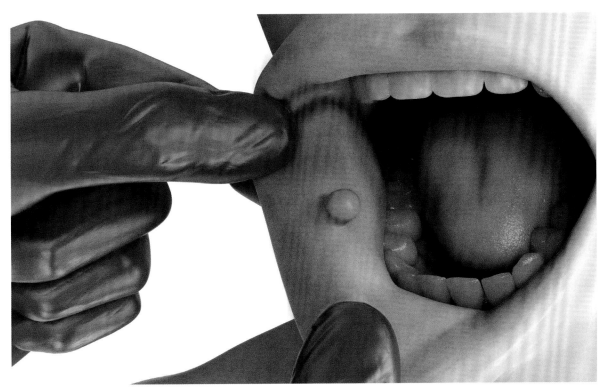

**图3-13（a）**　牵拉缝线也可用于去除刺激引起的增生。用缝线牵拉有利于发现正常组织和增生组织之间的界限。

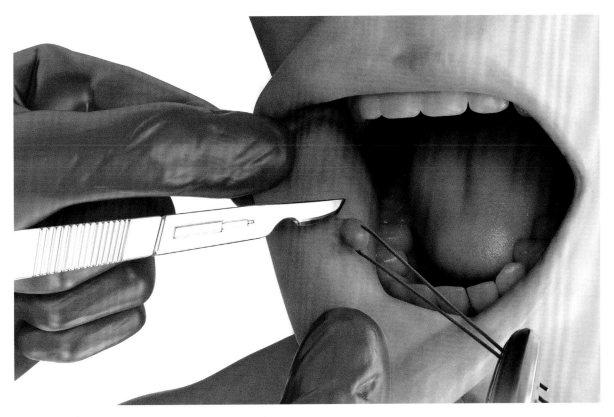

**图3-13（b）**　通过更清晰的术野展示来简化切除。

基本要求。首先，应使用膜钉或螺钉将膜固定在牙槽突的表面，以便可以翻开黏骨膜瓣。这避免了缝线缝合后产生的张力引起移植材料移位。但是，如果缝线固定在腭黏膜上，则不应在该侧翻瓣。其次，缝线应放置在组织瓣两侧的角化组织上。组织弹性或折叠不利于获得理想张力和屏障膜的稳定性。最后，由于毛细特性是这类缝线的一个问题，更推荐单股缝线材料。

## 优点

缝线无须使用膜钉和螺钉将膜固定在不方便操作的角度。由于缝线可能会产生张力，因此屏障膜上可能会出现形变。根据缝合的方式，可以避免膜的转角处向外折叠，从而导致屏障膜暴露，这对于不可吸收膜至关重要；这类缝合方式也可用于可吸收膜。

## 缺点

腭侧打结的线结常嵌入组织中，使拆线变得复杂。为了消除这个问题，建议延长线尾长度。

## 技术

颊侧骨表面最便于固定骨增量时使用的屏障膜；而腭/舌侧的入路可能并不总是适合使用膜钉或螺钉。因此，在颊侧固定屏障膜和采取必要措施保持膜下空间之后，在牙槽突舌侧瓣的未翻开（或完整）部分开始缝合。

这类缝合技术的关键是避免在组织瓣下拉紧缝线时导致屏障膜折叠。如果折叠确实发生，它应该向内而不是向外。当使用可吸收膜时，膜的折叠不是问题，但如果是不可吸收膜，它可能导致膜的早期暴露（图3-15）。因此，缝线应与屏障膜相缝合，以防止膜向外折叠，从而防止可能的暴露。为此，应遵循"外—外—内—内"操作流程。由于该缝合基本上是褥式缝合，因此该缝线走向沿着各层相接触的方向行进：首先是黏膜和屏障膜从外表面到内表面（"外—外"），然后是屏障膜和腭黏膜从内表面到外表面（"内—内"）。因此，如果在组织瓣下方拉动导致膜折叠，它将向内折叠，避免在尖角区导致组织瓣过早开裂（图3-14和图3-15）。

有时，制造商建议，缝合固定可能不利于屏障的物理特性。在这种情况下，可以通过使用骨膜作为固定点来实现膜稳定性（图3-16）。

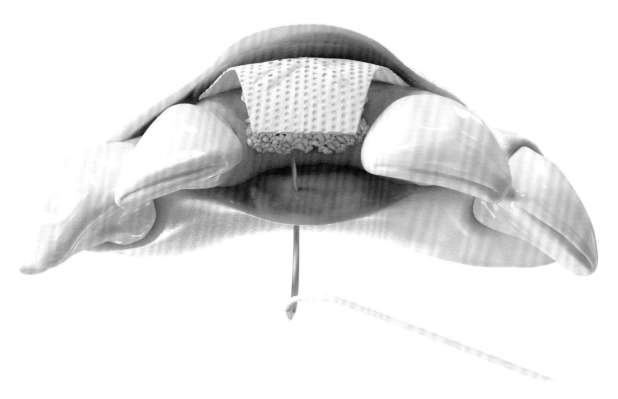

**图3-14（a）** 膜固定缝线从未完全翻开的腭侧瓣开始。针穿过组织瓣的外表面穿入，并从内表面穿出。然后，行进到组织瓣下的屏障膜，而不是再次穿入组织瓣。这是第一个"外"，指的是第一次从组织瓣的外表面进针。

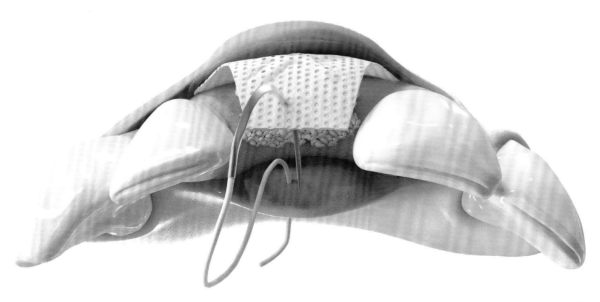

**图3-14（b）** 通过从屏障膜外表面穿入的缝线再从其内表面穿出，类似于褥式缝合。这是第二个"外"，指从第一次从屏障膜的外表面进针。

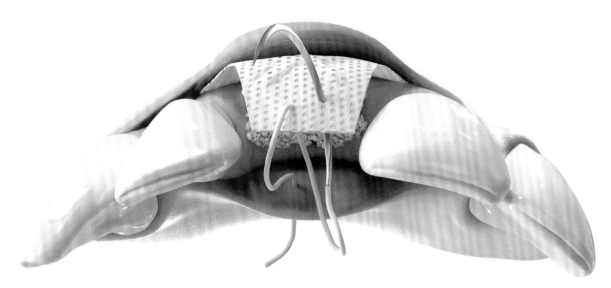

**图3-14（c）** 在第三步中，缝线通过屏障膜的内表面穿入，并从屏障膜的外表面穿出。屏障膜的外表面是面向黏膜的一面，内表面是面向骨的一面。这是第一个"内"，指第一次从屏障膜的内表面进针。

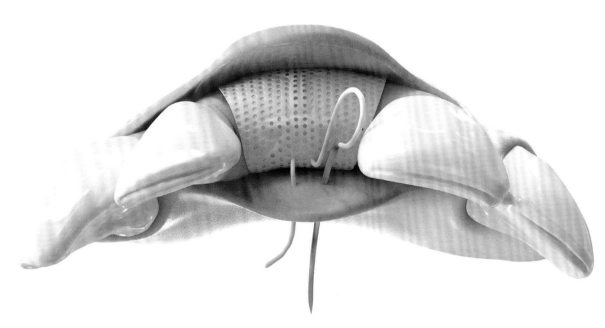

**图3-14（d）** 然后将缝线推进到腭侧组织瓣下方。它通过内表面穿入，并在初始进针点附近的外表面穿出。这是第二个"内"，指的是穿入组织瓣的内表面。缝线在穿出后这一点打结，剪断线尾。

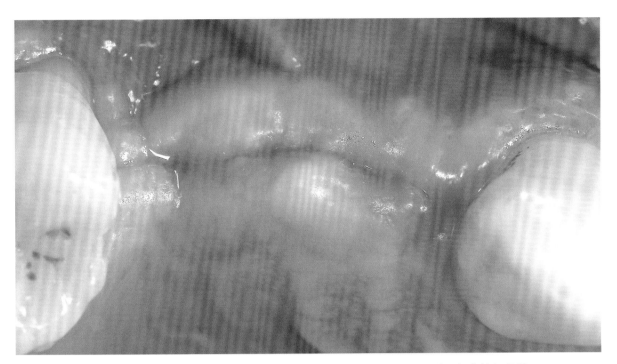

**图3-15（a）**　接受种植体周围炎再生治疗的患者使用了不可吸收膜。术后20天，伤口部位恢复顺利。

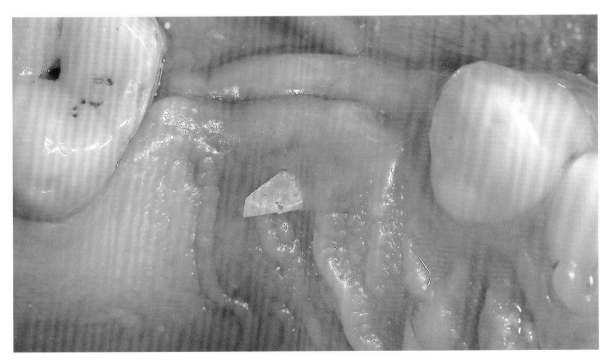

**图3-15（b）**　术后50天的同一伤口部位。屏障膜向外折叠导致其早期暴露，从而导致口腔微生物对屏障膜的污染。这种并发症需要尽早去除屏障膜。"外—外—内—内"式屏障膜缝合可防止屏障膜在拉紧时向外翻。

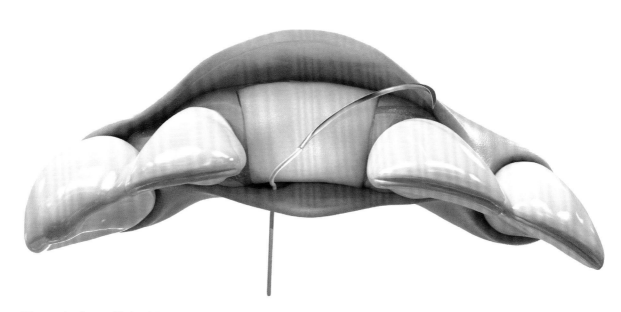

**图3-16（a）** 牙槽嵴两侧的屏障膜需要骨膜进行固定。针首先穿过腭瓣的外表面。进针点应位于屏障膜边缘的根方。

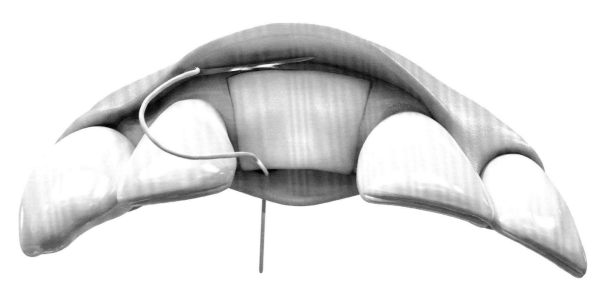

**图3-16（b）** 在颊侧骨膜下，针以水平方向，位于屏障膜边缘的根方。

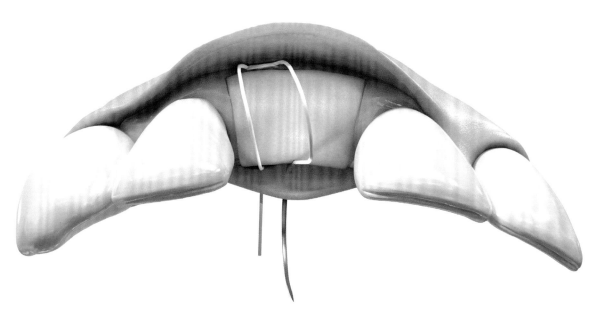

**图3-16（c）** 利用颊侧骨膜获得固位，然后将针移回到腭侧，在与第一个入口相同的水平处穿过腭部组织。缝线可对屏障膜施加压力，从而提供进一步的稳定性。

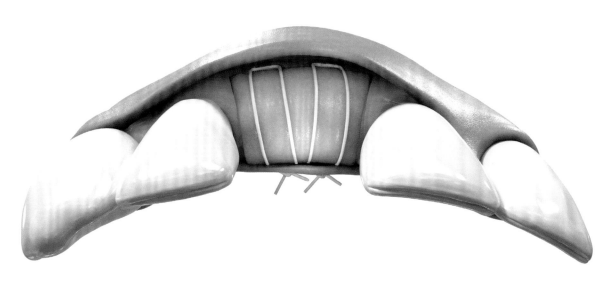

**图3-16（d）** 缝线在腭侧打结。对于具有宽屏障膜的部位，应重复该程序。

### 将自体软组织移植物贴合于受区的缝合

Sutures for adapting autogenous soft

tissue grafts to the recipient site

#### 应用区域

将自体软组织移植物贴合于受区的缝合适用于结缔组织移植物或游离牙龈移植物更好地贴合受区。当缝线放置在组织层之间时，最好使用单股缝线；当缝线放置在组织上方时，最好使用多股缝线。缝线的主要功能是将移植物固定在位，次要功能是限制或避免移植物下方可能危及移植物营养供应的死腔。这类缝合也可用于保护血凝块。

#### 优点

缝线可提供良好的保护，防止意外创伤，减少移植物下方的死腔，并保护血块。

#### 缺点

如果缝线嵌入到组织中，则在拆线时很难定位。因此，建议将线尾剪长。另一个缺点是缝线张力过大，可能导致骨膜撕裂。为了避免这种情况，应注意根尖向的骨膜进针点。当松散的黏膜下组织用作根尖侧的锚固点时，由于组织向冠方拉伸，冠方移位的风险增加（图3-17）。

#### 技术

##### 结缔组织移植物的缝合

缝线通过从固定的龈乳头基底部和移植物边缘根方的骨膜获得固定，使移植物更好地贴

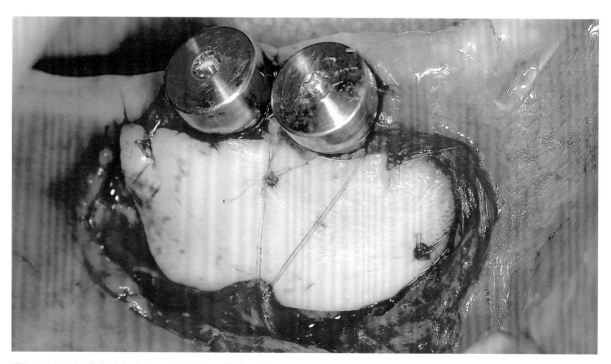

图3-17 为促进移植物贴合，缝线根方用作锚固点的松散结缔组织发生伸展并折叠于移植物之上。这可能导致牙槽黏膜迁移到移植部位。

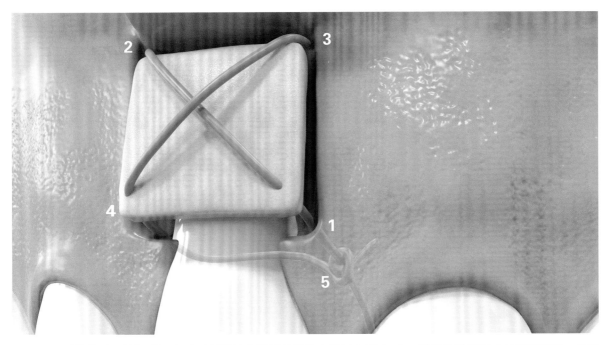

**图3-18**　缝线从舌/腭侧开始，旨在确保结缔组织更好地贴合受区表面（1）。缝线从舌/腭乳头的底部开始，从颊侧受区对应于龈乳头的底部出针。然后，缝线从受区将移植物从"内"到"外"穿出。缝线在移植物上呈对角线前进，并通过骨膜（2）穿入根方。然后，它在水平向上继续在骨膜下前进，并从移植物拐角根方的骨膜穿出（3）。在第二步和第三步中，移植物不包括在缝线中，因为对移植物缝合可能导致组织折叠。缝线再次沿对角线穿过移植物，到达冠方组织边缘的另一端（4），并从"外"到"内"穿过移植物，并穿过龈乳头的底部。将在舌侧龈乳头的底部穿出，使缝线与线尾打结（5）。在无法拆除缝线的情况下，最好使用可吸收缝线进行缝合。单股缝线将有助于在组织脆弱的地方顺利穿透组织。

合于骨膜上（图3-18）。

这种紧密但舒适的贴合可防止因移植物和组织之间的凝块形成而导致死腔的发生，为建立血液循环提供理想的条件（图3-19）。此时缝线应使用6-0单股缝线。

**稳定供区凝血块的缝合方式**

当从腭黏膜获取用于移植的角化组织时，结缔组织暴露于口腔，并在其上形成不稳定的纤维蛋白层。这一层在咀嚼过程中容易受到创伤，导致反复出血。最好用保护材料（胶原蛋白片、无菌纸、纱布等）覆盖暴露的结缔组织表面，并用水平或交叉褥式缝合（图3-20）将其固定到位，以保持供区和保护层之间凝血块的稳定。

**提高游离牙龈移植的贴合效果的缝合方式**

缝线悬吊在牙齿或种植体的颈部周围，以改善移植物对受植床的适应性。在移植物根方约3mm的水平面上穿过骨膜后将其捆绑（图3-21和图3-22）。

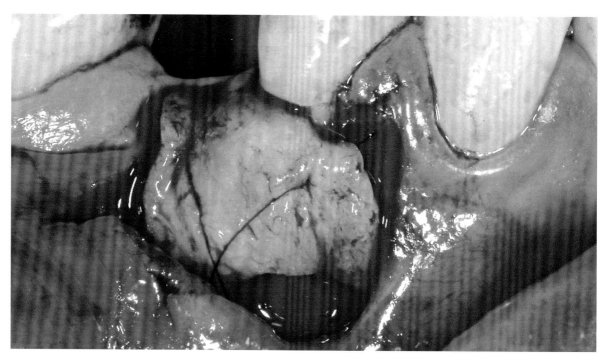

图3-19　通过适应性缝合可防止移植物移动和移植物下方出现死腔。

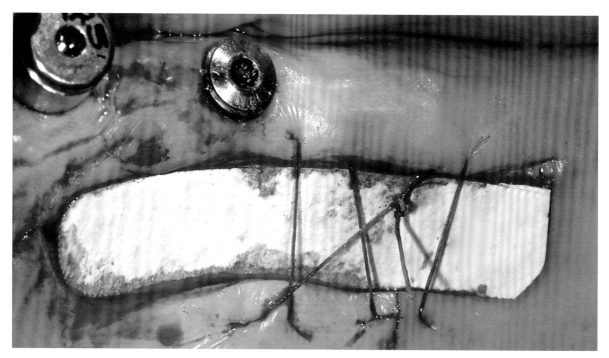

图3-20　该缝合方式通过保存结缔组织表面的凝血块来保护供区，同时防止再次出血。

## 固定外科敷料或填充物的缝合
## SUTURES FOR SECURING SURGICAL DRESSINGS OR PACKINGS

### 应用区域

固定外科敷料或填充物的缝合用于将外科纱布固定在所需位置，以稳定凝血块或持续施加压力。它用于接受抗凝剂治疗、预期有术后出血的患者和无法维护口腔卫生以保护术区的患者，以及需要稳定拔牙窝内凝血块的特殊情况。它也可用于牙齿拔除后小于2~3mm的上颌窦穿孔，促进上颌窦膜平稳愈合。其主要目的是稳定和保存凝血块。

### 优点

有效预防潜在的术后并发症。

### 缺点

需要技术精确。如果在拔牙窝中错误放置，将不利于愈合。

### 技术

要固定的纱布必须湿润，并且没有可能导致患者不适的缝线残留。缝线可用于避免其移位到拔牙窝中，可根据使用部位分为单阶段或两阶段程序。但是，应该记住，干纱布在移动时可能会黏附并破坏凝血块。标准做法是将

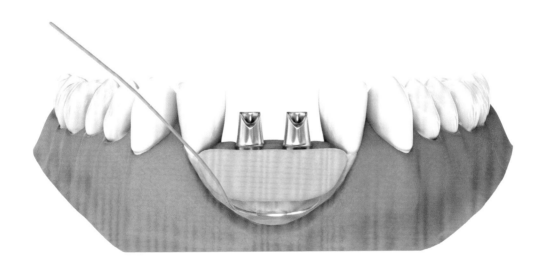

**图3-21（a）** 一根15~18mm长的针水平向穿过骨膜下方，距移植物根方3mm。反角针和5-0或6-0单股缝线是避免骨膜撕裂的良好选择。

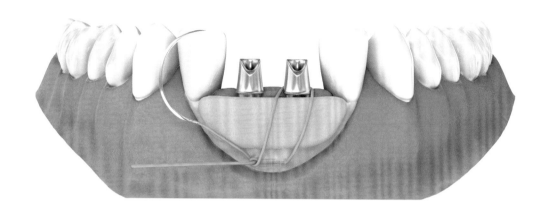

**图3-21（b）** 原则上是褥式缝合。应施加轻微的张力，以促进适应性，又不至于使骨膜撕裂。

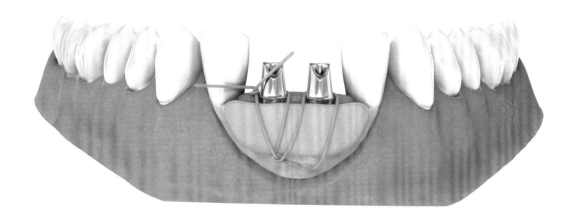

**图3-21（c）** 对于宽度足以容纳两颗牙齿或种植体的移植物，缝合可以改良为连续缝合，并在另一颗牙齿或种植体附加锚固。然而，对于较长的移植物，笔者的临床经验表明，单一缝合更可取，因为来自不同骨膜部位的固位将张力分布在薄组织上，降低撕裂的风险。拉伸骨膜或疏松结缔组织并折叠覆盖移植物会使移植物活动，对愈合过程产生不利影响。

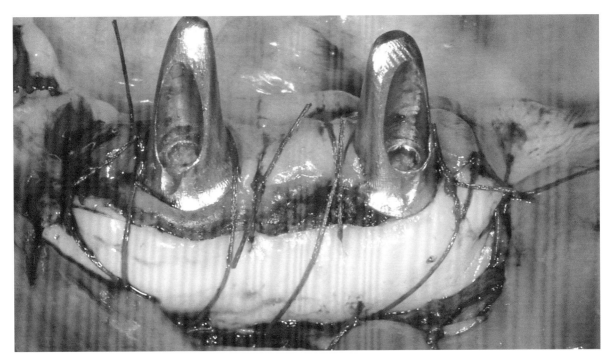

**图3-22** 这张早期的病例图像显示，在完成修复5年后，由于种植体周围黏膜炎，进行了游离龈移植并缝合。将移植物固定到受区后，在冠方进行间断缝合，然后通过缝线压迫，以便更好地将移植物固定在表面上。这样做是为了确保移植物不受邻近肌肉和组织附着物的影响。在这种情况下，使用了多股缝线。然而，今天的实践表明单股或有涂层的多股缝线更适合于此类手术。适应性缝合由骨膜提供支持，但脆弱的骨膜结构需要加以保护，以防多股缝线造成额外的创伤。

缝线缝合在拔牙窝的入口处。如果存在保护体掉入深部组织的风险，缝线（基本上是褥式缝合）应放置在保护体的顶部和底部。如果预计不会发生这种移位，则在上方进行缝合就足够了（图3-23）。这项技术的改进也可用于开放性伤口，以控制出血和促进愈合（图3-24）。

## 止血缝合
### HEMOSTATIC SUTURES

#### 应用区域

止血缝合不适用于将临近切断的血管边缘缝合在一起；相反，目标是通过压缩周围组织来收缩管腔。可用于控制或防止上腭移植物获取过程中动脉或静脉出血，或带蒂肿块切除并预期有出血时。

#### 优点

控制出血对于保持更好的术野和患者舒适度至关重要。如果由于解剖原因或肿块的性质预计会出血，则可进行预防性缝合。

#### 缺点

虽然这种缝合没有实际的缺点，但必须仔细计算拆除时间，因为缝线的长期存在，特别是在腭部，会导致组织缺血。

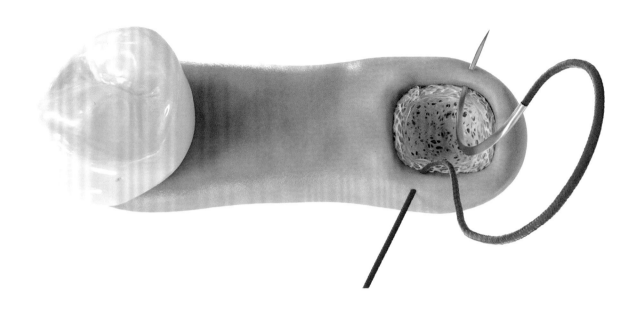

**图3-23（a）** 在拔牙窝的附着龈区开始缝合。为了提高稳定性，剩余牙龈边缘的进针方式应确保在附着龈中缝合。穿过拔牙窝洞口的缝线，首先在一侧从"外"到"内"；然后在另一侧从"内"到"外"。

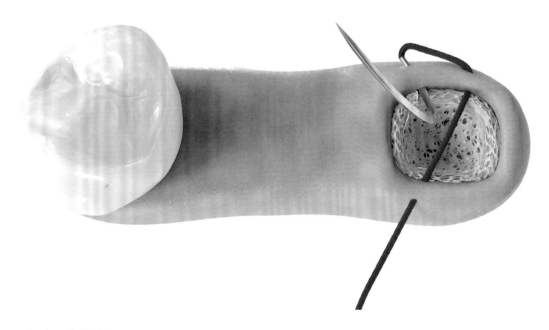

**图3-23（b）** 将敷料或纱布固定在伤口上，需要从伤口边缘进行固定。然后将针从拔牙窝同一侧从"外"向"内"的方向穿过牙龈。

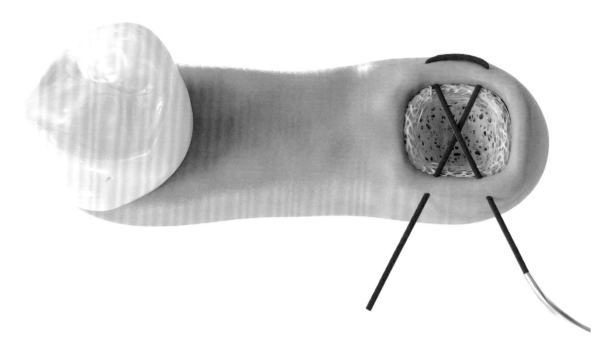

图3-23（c） 将缝线再次跨过拔牙窝洞口，从"内"到"外"的方向从牙龈进针，形成褥式缝合。第一条交叉缝合将确保敷料不会移位到拔牙窝中。

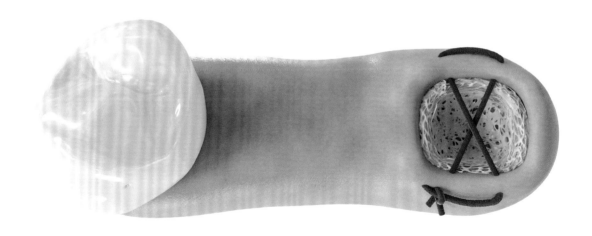

图3-23（d） 将缝线的两端打结拉拢组织边缘，收缩伤口。这可以防止凝血块在具有较大拔牙窝洞中移动。它还可形成屏障，保护凝血块免受外部因素的影响。

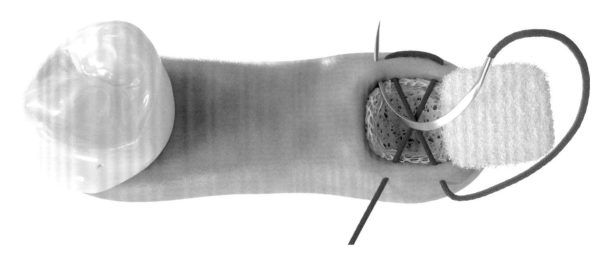

**图3-23（e）** 在上颌窦穿孔或控制出血等情况下，确保和维持凝血块的稳定性至关重要。因此，缝线不会以打结终止；相反，这一层被用作防移位部分，并进行另一个褥式缝合。第一条缝线将防止纱布移位到拔牙窝中。将比拔牙窝稍大的湿纱布放置在第一条交叉褥式缝合的缝线上，并进行另外一个穿过纱布的缝合。

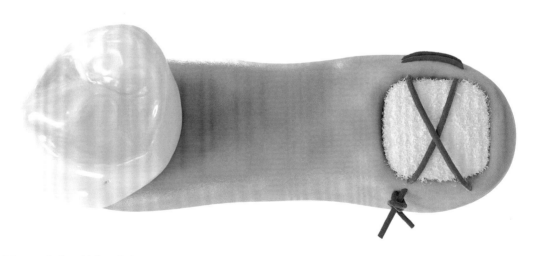

**图3-23（f）** 纱布固定在两条交叉褥式缝合的缝线之间。湿润纱布至关重要，因为如果纱布干燥，它会吸收拔牙窝内的所有血液，并导致愈合过程受损。

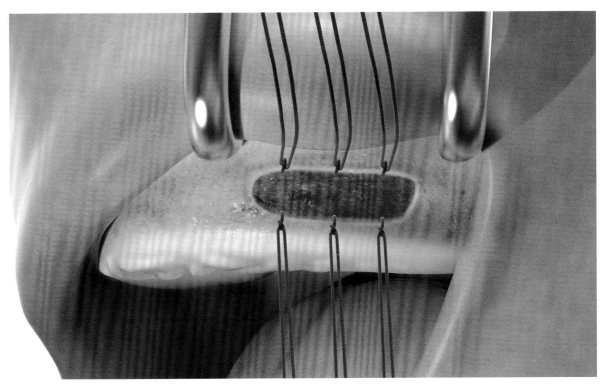

**图3-24（a）**　当为组织的强力移位提供外部支撑时，同样的技术可用于固定和稳定组织。在这种情况下，在伤口上根据所需的数目和分布进行简单缝合。线尾留得足够长，以便为下一步打结保留一定长度。

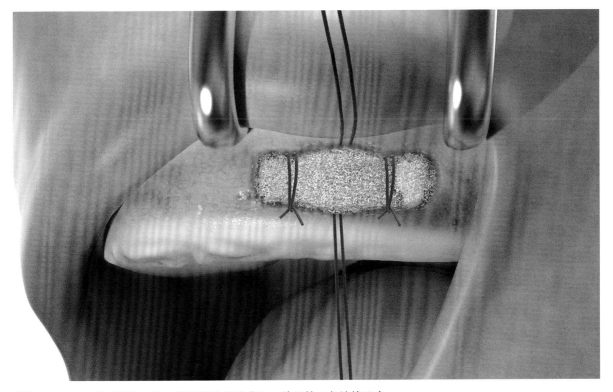

**图3-24（b）**　然后将纱布放在简单缝合的缝线上，并用第二条缝线固定。

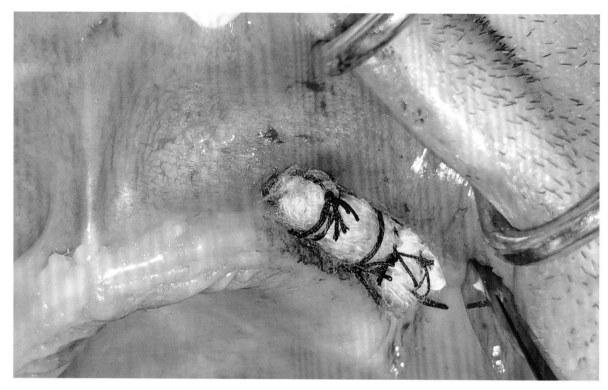

**图3-24（c）** 纱布应为湿纱布，用于施加止血压力，防止软组织移动到伤口部位。

## 技术

### 腭大动脉出血的缝合

腭大动脉出血的缝合不是永久性缝合，一旦达到目的，应立即拆除。最好使用多股缝线进行缝合，因为它的主要功能是防止初始线结发生松动。

使用相对较粗的3-0多股缝线将有助于初始打结，并通过对血管周围组织施加压力来促进该过程。建议使用15mm长的1/2弧缝针进行此类缝合。

缝线应放置在手术区的正确位置。在这种情况下，应在出血血管和可能的解剖路径之间。这个位置可以用钝器对可能的动脉走行路径进行施压来确定。当压到某点时，搏动性出血转为渗出，从而表明对血管产生了压力。

在动脉周围进行缝合会对血管周围的组织施加压力，使管腔变窄。在这种情况下，如果第一条缝线无助于控制出血，则应附加其他缝线。一旦移植程序完成且伤口闭合，拆除止血缝线通常会使伤口愈合得更快（图3-25）。

这种缝合的另一种形式可用于切除有出血可能的带蒂肿块。在切除此类肿块之前，应使用缝线将蒂部缩窄，从而减少肿块的血液供应，以确保顺利切除肿块。

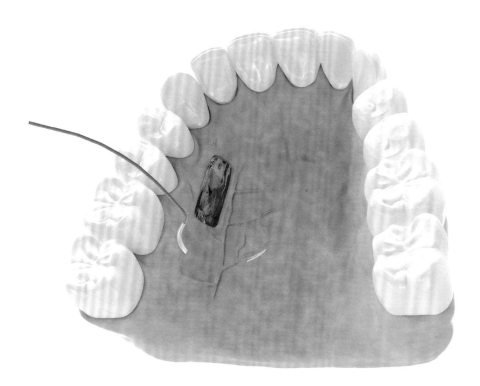

a

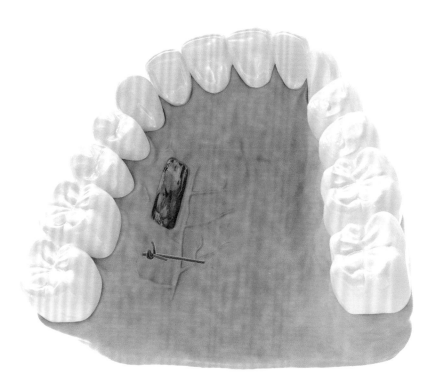

b

**图3-25（a和b）** 将针头尽可能深地穿入组织允许的范围内，靠近骨面血管走行的区域。目的是通过邻近组织施加的压力来缩小血管腔。这类缝合应使用具有高线结牢固性的多股缝线。

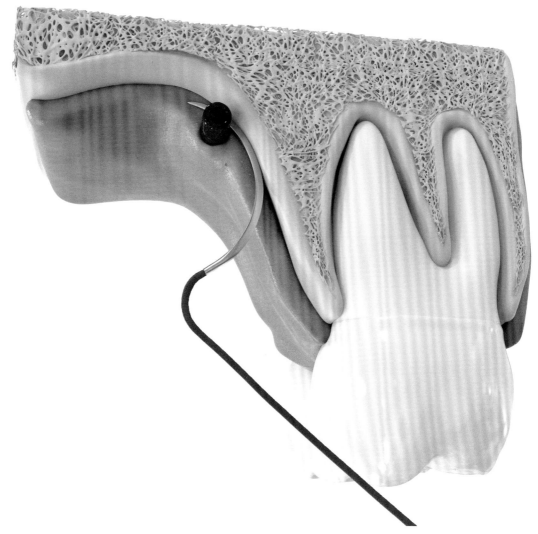

**图3-25（c）** 在第一次进针时，将针穿入尽可能深的位置，使其在血管下方前进，平行于骨轮廓。某些缝合部位，在可能的动脉走行处，腭黏膜厚度可达5~7mm。因此，建议提前进行预判。

## 定位缝合
## POSITIONING SUTURES

定位缝合用于穿过组织层来定位移植物、屏障膜和组织瓣（注意，在本说明中，"移植物"一词用于指所有这些类型的结构）。基于实际情况，外科医生应确定移植物的最终位置，因为这类缝合要从移植物放置到最终位置后才开始。缝线穿过组织层，从移植物进针后，针头通过同一路径回到其原始进针点，并与开始时留下的线尾相遇。拉动定位缝线的两端，使移植物穿过缝线经过的通道。

由于缝线必须在组织层之间穿行，建议使用单股缝线，因为它具有很好的滑动性。此外，缝线发生断裂比组织瓣发生撕裂更可取。因此，基于此目的，选择强度低于牵拉组织的缝线。

### 应用区域

这类缝合方式用于通过隧道技术进行牙龈退缩的外科治疗。将结缔组织带蒂瓣从腭部转移到前庭侧，并引导组织和移植物通过其他组织。

### 优点

缝线的长度是灵活的，前提是受植床或移植物组织没有相互嵌合，即如果缝线在行进过程中碰到了任何的软硬组织，它将无法将移植物拉到所需位置。在隧道手术中，将缝线放置在移植物的另外一端，可使移植物稳定在所需位置。

### 缺点

这类缝线很难穿过同一水平的组织层，缝线通常会卡在或转移到另一层。此外，如果发生这种情况，移植物是不能移动的。在这种情况下，最好重新开始，而不是强行拉拽缝线通过组织。

### 技术

需要在术前明确移植物的最终位置。定位缝合应从移植区边缘之外的点开始，以便移植物可以移动到所需位置，即如果缝线的起点在移植物前进的区域内，则不可能将移植物一直拉到所需位置。定位用的缝线不应被组织层阻挡，也不应横穿不同层次的组织，因为被牵拉的组织将被困在缝线前进的通道内（图3-26）。

建议这类缝合使用单股缝线。由于多股缝线没有平滑的组织内通道，也不能滑动，因此可能会在组织内有残留。由于血液在表面凝固，手术时间的延长会导致组织通过更差。

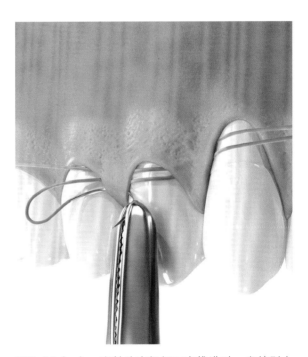

**图3-26（a）**　当针头在组织下方推进时，应特别小心，以确保针尖保持在移植物要推进的层上，且不会刺穿组织。因此，穿针时应将针眼朝前、针尖在后，以避免组织撕裂或刺破。

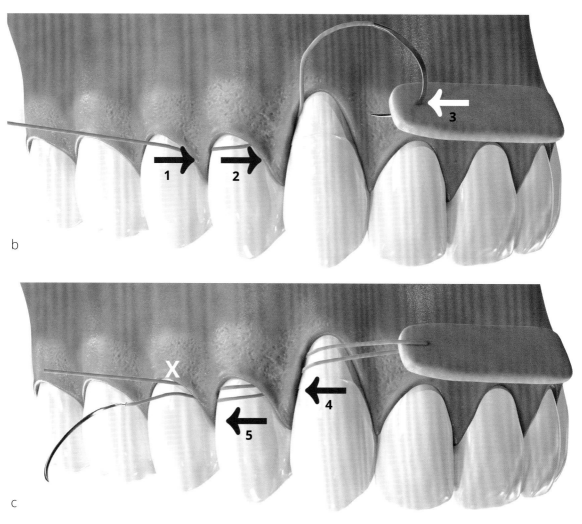

b

c

图3-26（b和c） 针和线在隧道内的组织下方前进（1、2），直到它们与待定位的移植组织相遇（3）。根据组织的物理性质，缝线穿过移植物一次或两次，然后按照相同的路线返回其原始位置（4、5），在隧道的原始入口与线的另一端相遇（X）。然后拉动缝线的两端，将移植物推进隧道，并将其放置在所需位置。

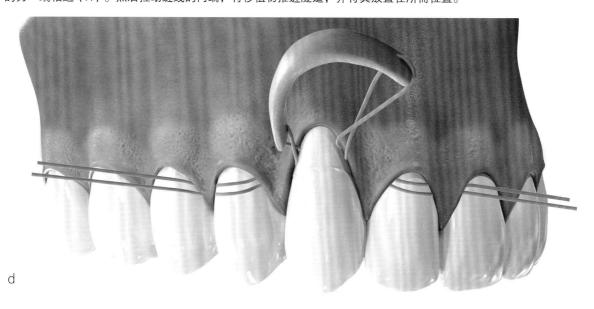

d

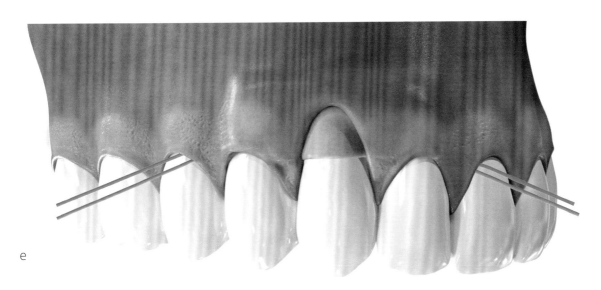

e

**图3-26（d和e）** 当将结缔组织移植物定位以进行根面覆盖时，应对移植物的两端应用相同的程序，并应在两个方向上拉动定位缝线以调整移植物的最终位置。

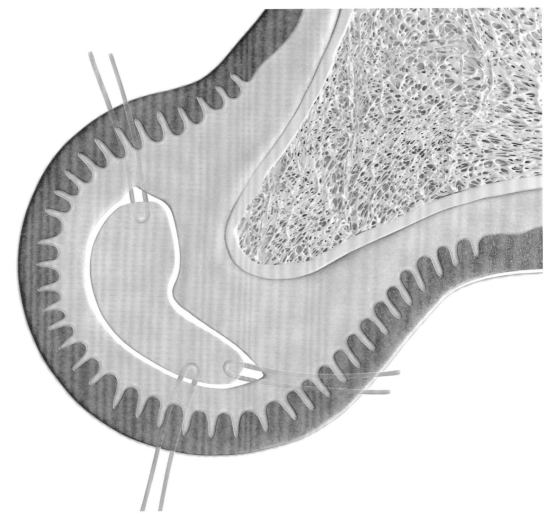

**图3-26（f）** 遵循这一基本原理改变操作方法，以获得多种定位，例如，可以使用多条定位缝线在多个维度牵引移植物，将其放置在牙槽嵴上。

## 防止异物进入深层组织的缝合
## SUTURES TO PREVENT FOREIGN MATERIAL FROM TRAVELING INTO DEEP TISSUE

应用区域

防止异物进入深层组织的缝合主要用于手术切除涎石、拔除阻生牙或牙根碎片的术前或术中。

优点

这类缝合用于限制硬组织颗粒的移动，防止它们落入更深的组织或窝中。这有利于手术，节省时间，避免潜在的并发症。

缺点

在涎石远端放置缝线相对容易；然而，为牙根碎片进行缝合需要很高的技术操作。

技术

在唾液腺导管中定位涎石后，在结构的远中放置一条缝线，以防止其在手术过程中因受力发生移动（图3-27）。

在阻生的第三磨牙拔除手术中，当整颗牙齿或牙根碎片意外移动到解剖间隙中时，在其远中、下方或上方（取决于其当前位置）缝合，以防止其向下移动到更深的层中。

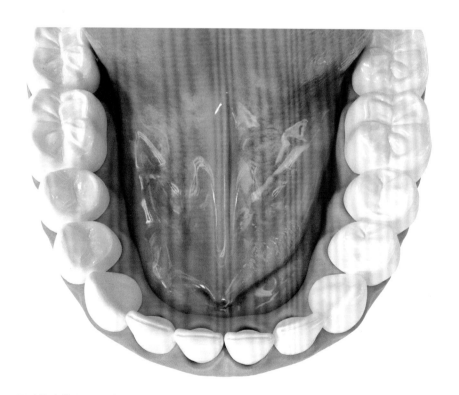

**图3-27（a）** 尺寸较小的涎石不会完全堵塞唾液管，只会限制唾液通过唾液管充分排出。这会导致肿胀，可以在该图像的右侧看到。

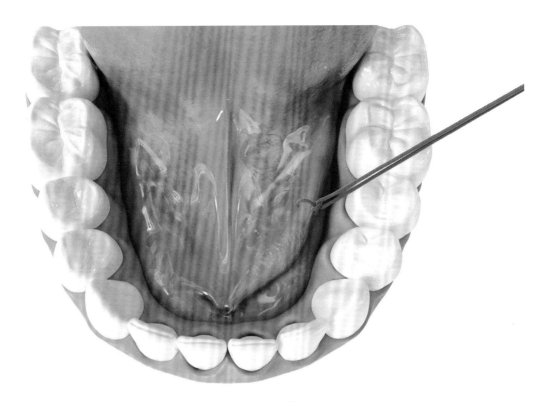

**图3-27（b）** 在手术前，在怀疑涎石所在区域的正后方放置一条缝线。

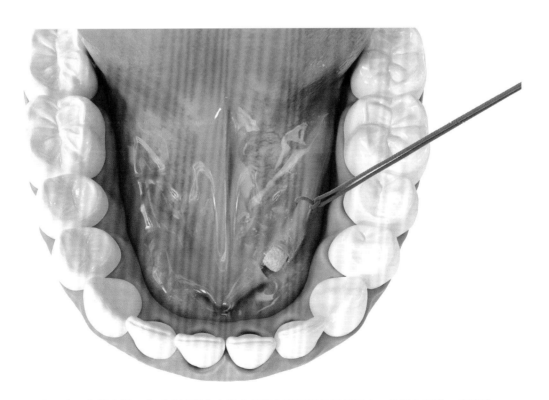

**图3-27（c）** 涎石在唾液下非常光滑，在手术过程中应防止其移位到更深的组织层中，沿管向下进一步移动。

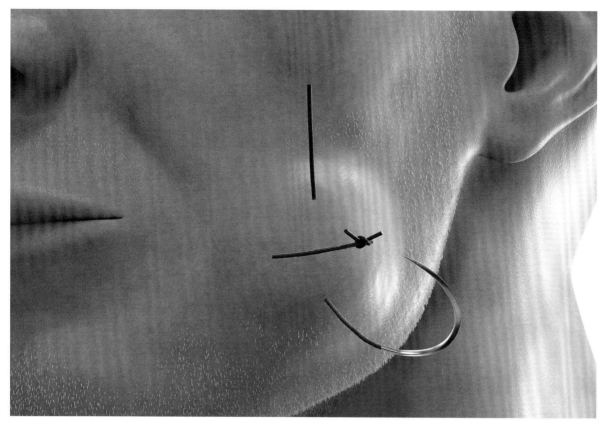

图3-28（a）  应使用粗缝线（1-0或2-0）进行通畅的脓肿引流。两条间断缝线以90°的角度放置在脓肿上。

## 脓肿引流缝合
## ABSCESS DRAINAGE SUTURES

脓肿引流缝合的主要功能是维持脓肿与外表面的连通，因此建议使用编织线。

### 应用区域

该缝合可用于所有口外脓肿的引流。在避免手术切口瘢痕的情况下推荐使用。

### 优点

虽然口外脓肿引流线需要与面部皮纹对齐，但愈合后仍可能导致瘢痕形成。仅使用缝线进行引流可能会比手术刀切开引流有更少的瘢痕。

### 缺点

缝线的脓肿引流速度比切开引流慢，需要每天稍微移动缝线，以确保维持引流并防止堵塞。

### 技术

建议使用最粗的缝线，进行两个间断缝合，以精确的90°穿过深部组织。缝线之间

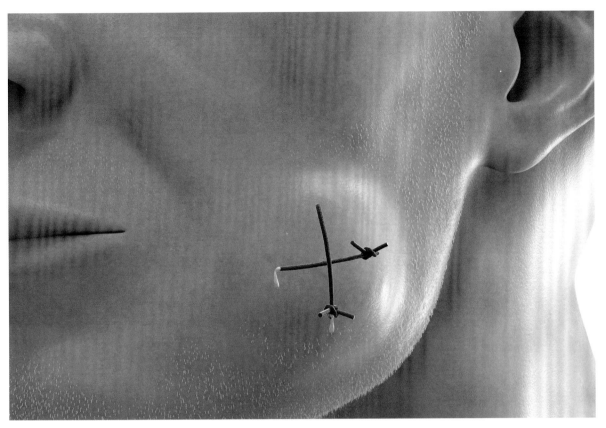

图3-28（b）　在伤口处理过程中，缝线应前后、上下移动，以便通过缝线形成的通道进行引流。

的距离取决于脓肿的大小。结被绑在远离伤口边缘的地方，留下长长的线尾。应指导患者每天进行伤口处理，应在脓肿上来回移动缝线，通过缝线与组织之间的通道进行引流（图3-28）。

## 推荐阅读
## RECOMMENDED READING

[1] Brandt MT, Jenkins WS. Suturing principles for the dentoalveolar surgeon. Dent Clin North Am 2012;56;281–303.

[2] Burkhardt R, Lang NP. Fundamental principles in periodontal plastic surgery and mucosal augmentation – a narrative review. J Clin Periodontal 2014;41(suppl 1):S98–S107.

[3] Sanz M, Simion M; Working Group 3 of the European Workshop on Periodontology. Surgical techniques on periodontal plastic surgery and soft tissue regeneration: consensus report of Group 3 of the 10th European Workshop on Periodontology. J Clin Periodontal 2014;41(suppl 15):S92–S97.

[4] Sentineri R, Lombardi T, Berton F, Stacchi C. Laurell-Gottlow suture modified by Sentineri for tight closure of a wound with a single line of sutures. Br J Oral Maxillofac Surg 2016;54:e18–e19.

[5] Servo S. Suturing Techniques in Oral Surgery. Quintessence, 2008.

[6] Zuhr O, Akakpo DL, Hürzeler M. Wound closure and wound healing. Suture techniques in contemporary periodontal and implant surgery: interactions, requirements, and practical considerations. Quintessence Int 2017:647–660.